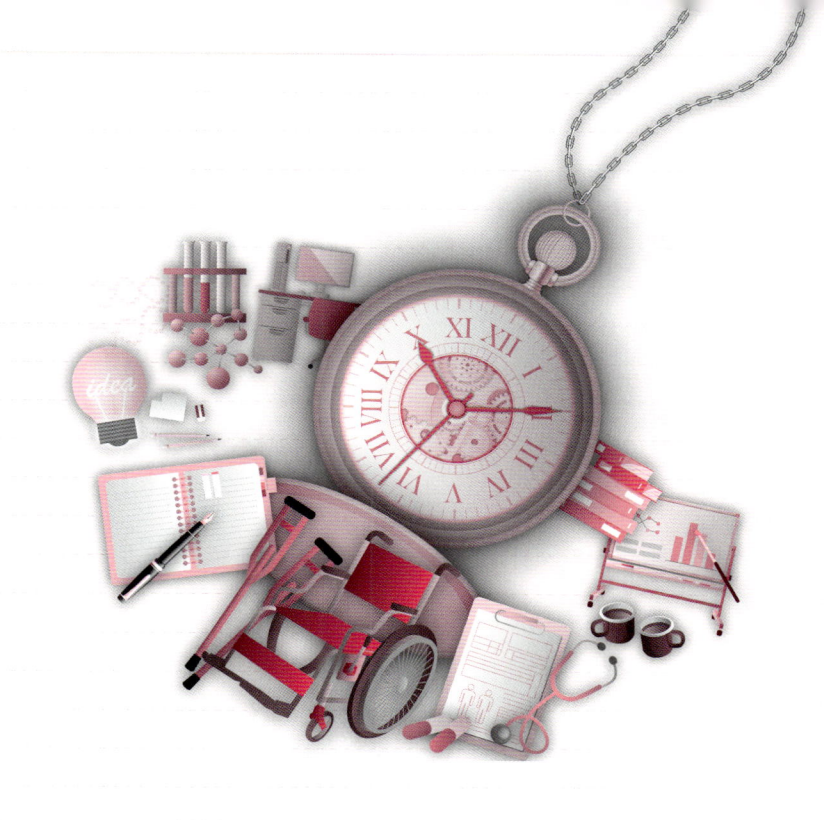

リハビリテーション職種の
マネジメント

著：高木 綾一　　漫画：福山 真樹

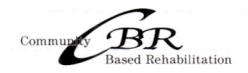

序　文

リハビリテーション職が「マネジメント」という技術を持つ意義

　なぜ「マネジメント」という技術が必要か？　と疑問に思うリハビリテーション職は多いのではないでしょうか？　筆者は、全国各地の医療機関や介護事業所の経営や運営のコンサルティングを行っていますが、リハビリテーション職のマネジメントに対する技術や意識の低さに驚くことがしばしばです。一般的にリハビリテーション職は理学療法、作業療法、言語聴覚療法などのリハビリテーションの技術には興味を示すものの、マネジメントの技術には全く関心がありません。この現状を生み出す原因はリハビリテーション職が持つ専門性といえます。リハビリテーション職は、養成校、実習地、就職先でリハビリテーションに関する専門教育を受けますが「マネジメント」に関して学ぶことはほぼ皆無です。そのため、理学療法士が理学療法、作業療法士が作業療法、言語聴覚士が言語聴覚療法のみを追求し、「マネジメント」への意識が希薄となる傾向があります。

　しかし、今日、「マネジメント」の教育を怠ってきたつけがリハビリテーション職種を苦しめています。昨今の診療報酬改定や介護報酬改定などのリハビリテーションを取り巻く環境は大きく変化しています。環境の変化を分かりやすくいうと、業界のルールが変化することといえます。従って、業界で働く人は業界のルールの変更に適応しなければ、生き残ることができず淘汰されることになります。これはスポーツの世界で考えると理解しやすいです。一流のスポーツ選手は競技のルールが変更しても、ルール変更に適応してパフォーマンスを変化させ、高い競技力を維持します。リハビリテーション職も環境変化に対して適応しなければ、質の高いリハビリテーションを提供できず、ひいてはリハビリテーション部門の存立そのものが危うくなるでしょう。

　それでは、「環境変化に対する適応」はどのようにすれば良いのでしょうか？　その方法として最も適しているのが「マネジメント」となります。有史以来、人類は社会の発展に尽力をしてきました。決して、個人の力のみで社会を発展させることはできず、人類は組織を構成し、組織力で目標を達成するためのシステムを作り上げてきました。そのような経過の中で、多くの経営者や学者によって生み出された効果的、効率的な組織や個人の管理方法が「マネジメント」です。リハビリテーション職が「マネジメント」の手法を手に入れることができれば、組織や個人を効果的、効率的に管理することができ、望ましい目標を達成する可能性を格段に上げることができます。それほど「マネジメント」とは強力な武器といえます。

　「マネジメント」を実践する上で一番難しいのは、刻々と変化する状況に応じた「マネジメント」を実践することです。画一的な「マネジメント」の手法をひたすら行っても成功はしません。例えば、モチベーションが低い組織があったとします。しかし、モチベーションが低い理

由には多様性があります。給料が安い、人間関係が悪い、上司が嫌い、やりたいことができない・・・など。従って、モチベーションが低い理由をアセスメントし、それに適した「マネジメント」を実施しなければ、モチベーションが上がることはありません。

　やりたいことができない人に給料を多少上げたとしても、その人のモチベーションの維持・向上を図ることは難しいものです。「マネジメント」が対象としている組織や人は生き物です。常に一定の状態にあるのではなく、常に変化しています。心理的状況、考え方、モチベーション、財務状態は一定の状態を保ちません。従って、「マネジメント」を実行するリハビリテーション職はさまざまな状況に対応するための幅広いマネジメント手法を学ぶ必要があります。

　また、「マネジメント」では、「正しい情報の収集」と「適切な組織管理」のバランスが重要です。中国に伝わる言葉に「知行合一」があります。この言葉は「知っているだけで実行しないのはまだ本当の知とはいえない。実践の上で知と行とが一致することが重要であり、実践重視・体験重視の考え」を意味するものです。つまり、「マネジメント」の手法を知っただけで、実践に移さなければ、それは何も知らないのと同じということになります。最悪なのは「マネジメントの計画は好きであるが実践は嫌い」です。この場合、組織や人になんのインパクトも与えることはできません。「マネジメント」は実践するからこそ、成功や失敗のフィードバックを得ることができます。その繰り返しを行うことで「マネジメント」の品質は高まっていきます。

　本書では、「マネジメント」が必要な状況を漫画で示し、その課題解決のためにどのような「マネジメント」が必要であるかを解説しています。読者の皆さんには一つでも多くの「マネジメント」を実践していただき、組織や人の課題解決の実践に取り組んでいただければ本望です。

高木　綾一

Contents

第1章

マネジメントの重要性

セラピストにマネジメントが必要なワケ

　本書は「理学療法士・作業療法士・言語聴覚士：（セラピスト）を対象にしたマネジメントに特化した」ものです。マネジメントとは日本語では管理と訳され、一般的には「ある目的を達成するために、さまざまな部門や事象を意図的に管理すること」の意味で理解されています。一見するとセラピストとマネジメントはあまり関係ないように感じますが、近年、セラピストにとってマネジメント能力の向上は不可欠となっています。

　1965年に理学療法士及び作業療法士法が誕生し、50年が過ぎましたが、リハビリテーション分野でマネジメントの必要性が語られるようになったのは、2008年前後あたりからだと筆者は感じています。この時期にマネジメントの重要性が叫ばれるようになったのはいくつかの要因があります。

医療機関に所属するリハビリテーション部門の拡大

　回復期リハビリテーション病棟を筆頭にリハビリテーション医療を提供する医療機関が増加し、全国各地の医療機関においてセラピストの採用が急増しました。そのため、50人から100人前後のセラピストが所属するリハビリテーション部門も珍しくなくなりました。大所帯のリハビリテーション部門になると、人事管理や事業運営の難易度が上がるため、マネジメントの必要性が高まります。

担当セラピスト以外のセラピストが利用者を担当する機会が増化

　回復期リハビリテーション病棟では365日間にわたりリハビリテーションが提供されることから、担当セラピスト以外のセラピストが利用者を担当する機会が増えます。加えて、医療機関から在宅復帰をした場合、医療機関のセラピストではなく、在宅サービスを担う別事業所のセラピストが利用者を担当することになります。このように一人の利用者に対して複数のセラピストなどの関係者が携わるため、利用者のリハビリテーションの目標や手法の統一が難しくなり、利用者に関わる複数のセラピストに対するマネジメントが必要となりました。

多職種連携、セラピスト以外の職種との連携が重要に

　さらに、国は効果的な医療や社会保障費圧縮の観点より、多職種連携を推進しています。そのため、診療報酬や介護報酬において医師、看護師、薬剤師、管理栄養士、介護福祉士などとセラピストが連携をすることが評価されています。つまり、セラピスト以外の職種とセラピス

トが連携をしなくてはならない時代となっており、非常に高度なマネジメントが必要な状況になっています。

セラピスト個人が幸せに生きるためにマネジメントが必要に

　セラピスト個人においてもマネジメントが必要な時代となっています。高齢者数の増加により価値観の異なる高齢者を担当する機会が多いこと、リハビリテーションの質が問われる時代になっていること、セラピストが増加し、労働市場が熾烈になっていること、給与が上がりにくい時代になっていること…などセラピストを取り巻く環境は大きく変化しています。そのため、環境の変化への対応を目的とした人生や仕事のマネジメントが必要となっています。もし、マネジメントを怠ることになれば、環境の変化に巻き込まれ人生や仕事の状況が悪化することになりかねません。

　このようにセラピストにとってマネジメントが重要な時代になっていますが、残念ながらセラピスト養成校や実習を通じてマネジメントについて学ぶことは皆無だといえます。そのため、マネジメントに関して悩んでいるセラピストは多いのが現状です。

　本書はマネジメントが必要な状況や場面を漫画で示し、その後に、具体的なマネジメントの考え方や手法について解説します。マネジメントの対象である人は感情を持つ生き物です。そのため、機械やロボットのように単純な命令や関与だけでは動きません。従って、マネジメントが必要な状況も千差万別です。本書ではできるだけ多くの事例を漫画で示していますので、読者の皆さんの興味のある漫画の事例や解説を熟読いただき、本書がこれからのマネジメントの一助となれば幸いです。

第2章

臨床編

第一印象に二度目はない

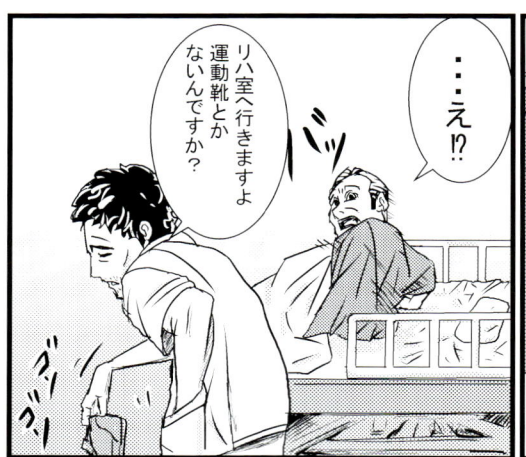

リハ室へ行きますよ
運動靴とか
なんですか？

…え⁉

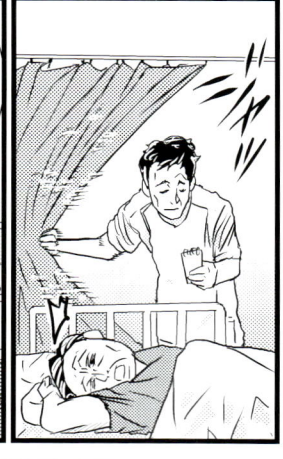

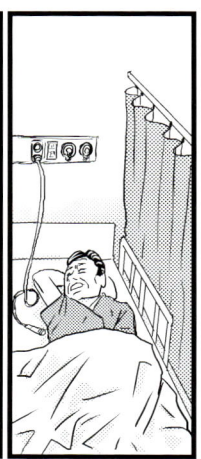

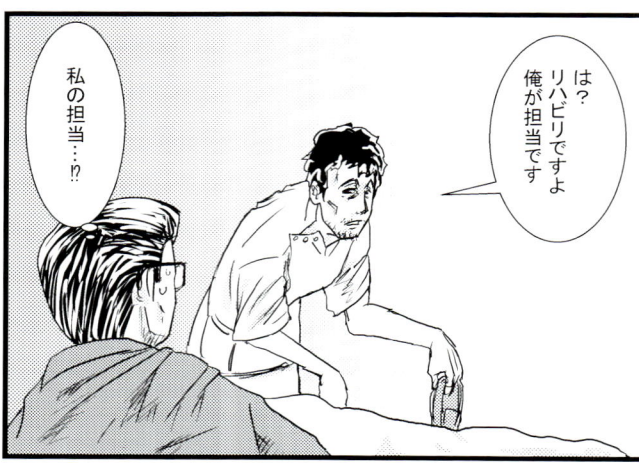

私の担当…⁉

は？
リハビリですよ
俺が担当です

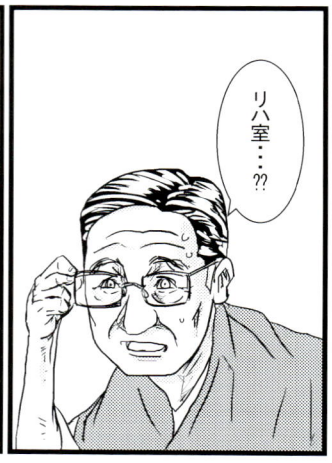

リハ室…⁇

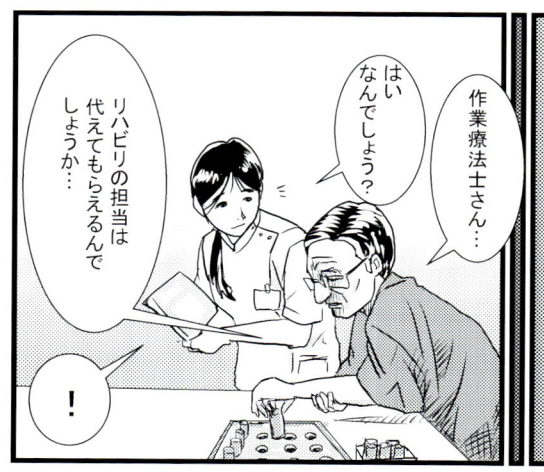

作業療法士さん…

はい
なんでしょう？

リハビリの担当は
代えてもらえるんで
しょうか…

！

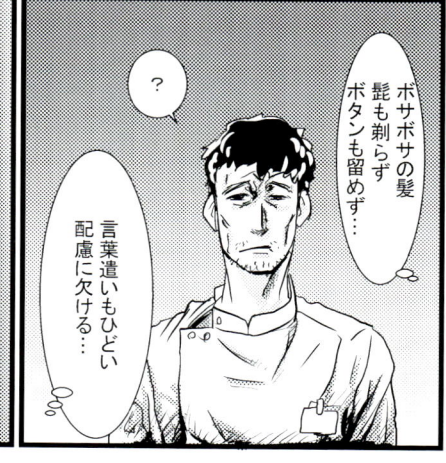

ボサボサの髪
髭も剃らず
ボタンも留めず…

言葉遣いもひどい
配慮に欠ける…

？

　リハビリテーションを円滑に進め良い効果を出すためには、セラピストと利用者における信頼関係の構築が重要です。信頼関係の構築ができなければ、利用者はセラピストからの助言や指示に不信を抱き、リハビリテーションに熱心に取り組むことが難しいでしょう。信頼関係を構築する上で、セラピストと利用者の初対面のときの第一印象は極めて重要となります。

　人間は第一印象が悪い相手には心理的な距離を置き、人間関係を積極的に構築することを避けます。読者の皆さんにも、第一印象が悪い相手に対して「話す気にもなれない」「隣に座りたくもない」などの感情を抱いたことはないでしょうか？　もし、利用者のセラピストに対する第一印象が悪ければ、その時点でリハビリテーションがうまく進みにくい状況が完成したといっても過言ではないでしょう。

第一印象は何で決まるのか？

　アメリカの心理学者であるアルバート・メラビアンは、人間は表情などの「視覚情報」、声の性質などの「聴覚情報」、話の内容などの「言語情報」の三つから、相手の印象を判断するとし、また、第一印象を決める優先順位として視覚情報55％、聴覚情報38％、言語情報7％と報告しています[1]。人間はかなり視覚的な情報に基づき相手の印象を判断しているといえるでしょう。

　このことを踏まえると、第一印象の形成においては、利用者に対して「何を言うか？」が重要ではなく、「どのような人が何を言うか？」が重要といえるでしょう。漫画の事例のように、服装がだらしない、髪も整えていない、態度が横柄なセラピストがリハビリテーションに関していくら素晴らしいことを利用者に述べたとしても、利用者のセラピストに対する第一印象が悪いため、信頼関係の構築に至らないでしょう。

第一印象を良くするためには？

　メラビアンの報告に基づけば、視覚情報、聴覚情報をうまく活用することが第一印象を良くするポイントです。

視覚情報

　笑顔で接しましょう。

　無表情ではなく、少し口角を上げた微笑みで初対面の利用者とは接しましょう。これにより、相手はあなたの話を安心して聞きやすくなります。

服装や髪型

　医療機関や介護事業所では定められたユニフォームがあります。そのユニフォームをだらしなく着るのではなく、整えて着ましょう。髪型も整えることが重要です。女性であれば、髪は束ねておきましょう。服装や髪型は個人の志向と考えている人がいますが、これは間違いです。人と接する仕事をしている以上、社会通念で許される服装や髪型を意識しなければなりません。

聴覚情報

　あいさつをしっかりとしましょう。

　「おはようございます」「こんにちは」「はじめまして」などのはっきりとした元気なあいさつで相手が親しみやすい状況を作ることが大切です。

言葉遣い

　いくら正しいことを言っていても、相手を尊重する表現や敬語が使えていなければ、相手は不快な思いが先立ち、説明内容を理解することはできません。特にリハビリテーションでは高齢者への対応が多いことから、目上の人への尊敬の念は重要です。相手が不快な気持ちを持ったままでは、リハビリテーションに一生懸命に取り組んでくれません。

参考文献

1）坂井信之. 人は他人を服装によって判断しているか？：TEG-Ⅱを用いて先入観の形成を測定する. 生活科学論叢 40. 2009. pp1-13

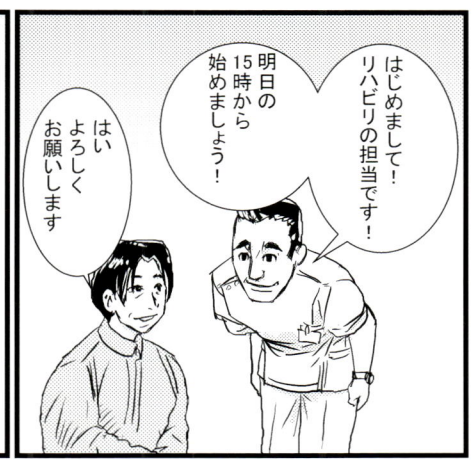

はじめまして！リハビリの担当です！

明日の15時から始めましょう！

はいよろしくお願いします

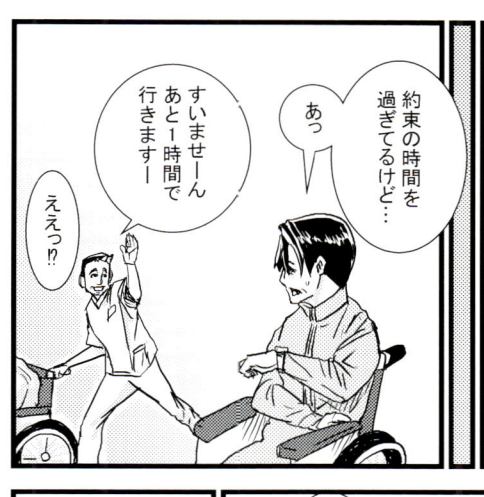

約束の時間を過ぎてるけど…

あっ

すいませーんあと1時間で行きますー

ええっ!?

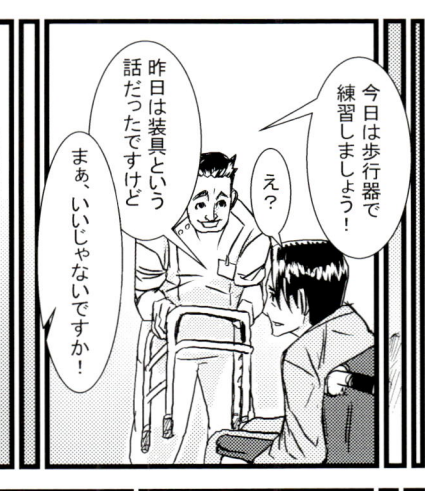

今日は歩行器で練習しましょう！

え？

昨日は装具という話だったですけど

まあ、いいじゃないですか！

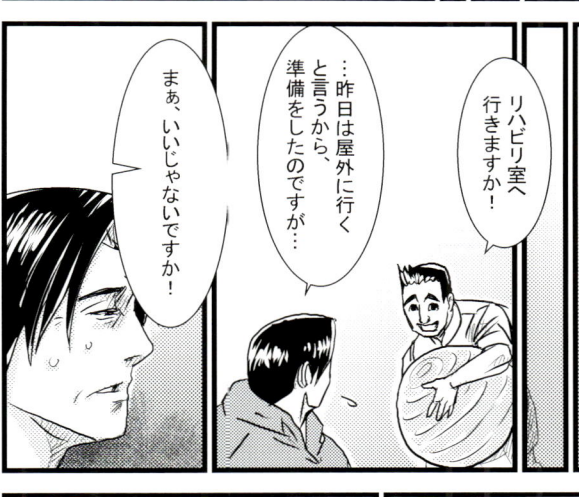

…昨日は屋外に行くと言うから、準備をしたのですが…

リハビリ室へ行きますか！

まあ、いいじゃないですか！

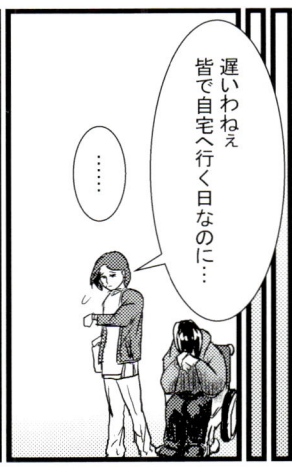

遅いわねぇ皆で自宅へ行く日なのに…

……

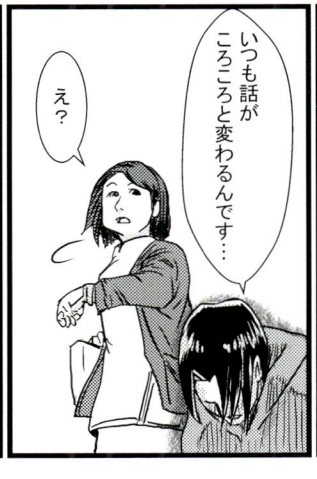

いつも話がころころと変わるんです…

え？

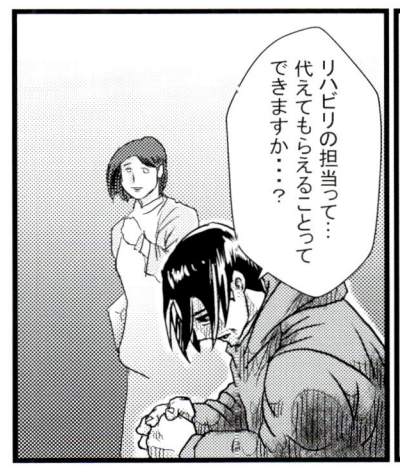

リハビリの担当って…代えてもらえることってできますか…？

　信頼関係は意思疎通を図る土台であり、リハビリテーションを進めていく上で非常に重要なものです。信頼関係が構築されると、利用者のセラピストに対する警戒心や緊張が緩和され、よりコミュニケーションが円滑となり、リハビリテーションの効果も上がりやすくなります。信頼関係がなければ、セラピストからの指導や助言を信じてもらうことも難しくなりリハビリテーションの効果も乏しくなってしまいます。

信頼関係をどのように構築するか？

　信頼に似た言葉として信用という言葉があります。信用と信頼の違いは何でしょうか？　信用とは「信じて用いる」という意味になります。「信じた上で何か（ヒトやモノ）を用いる」という意味があるため、本質的には「信じることに対する不安を抱いている状態」といえるでしょう。例えば、利用者をベッドから車椅子に全介助にてトランスファーをするときに利用者が「〇〇さんのことを信用しているのでよろしくお願いします」と言ったとします。この発言をもう少し深読みすれば、「私は〇〇さんのことを信じているから、失敗しないでね」とも解釈できます。人間は本当に信用している人に信じていますとは言いませんし、不安があるからこそ信用しているという言葉が出るといってもよいでしょう。

　信頼とは「信じて頼る」という意味になります。相手を信じるだけでなく、自分自身を相手に委ねる、預けるという「完全に相手を信じ頼っている状態」といえるでしょう。利用者との関係では、この信じて頼ってもらえる関係を築くことができれば「信頼関係」が構築されたといえるでしょう。

　それでは、信頼はどのように獲得していくのでしょうか？　人間はいきなり初対面の人を信頼することはまずありません。その人の一つ一つの言動を信用し、その信用が裏切られないことで徐々に信頼が生まれてきます。漫画の事例のように利用者の信用を裏切る行為が積み重なるとセラピストに対する信頼は構築されません。従って、セラピストは利用者の信用を裏切らない行為を一つ一つ実行していくことが信頼を構築することにつながります。そのためには、約束したことは守る、相手が理解できていないことはしっかりと説明をする、時間を守るなどの社会人として当たり前のことをしっかりと行うことが重要です。

信頼はリーダーシップを向上させる

　リハビリテーションではセラピストの利用者や多職種に対するリーダーシップも重要な要素となります。リーダーシップが乏しいセラピストでは利用者へのリハビリテーションへの働きかけや多職種協業がうまくできない可能性があります。

　ホランダーは信頼とリーダーシップに関係性を説明した「信頼蓄積理論」を提唱しました。この理論は「リーダーが取った言動一つ一つにより信頼ポイントが加算または減算され、その

累積でリーダーシップ発揮度合いが決定される」というものです[2]。簡単にいえば、リーダーとフォロアーとの間に信頼関係が蓄積されていれば、リーダーはフォロアーに対してリーダーシップを発揮しやすく、信頼関係が乏しければリーダーシップを発揮できないということになります。つまり、信頼を構築することができれば利用者やチームメンバーに大きな影響を与え、リハビリテーションや業務の質が飛躍的に向上する可能性があるといえるでしょう。従って、セラピストとしてリハビリテーションを成功に導くためには、リハビリテーションの技術だけではなく、信頼を構築する言動に最大限配慮しなければならないといえるでしょう。

参考文献

2）小野善生. リーダーシップ論における相互作用アプローチの展開. 関西大学商学論集 56（3）. 2011. pp41-53

3 利用者は何を求めているか

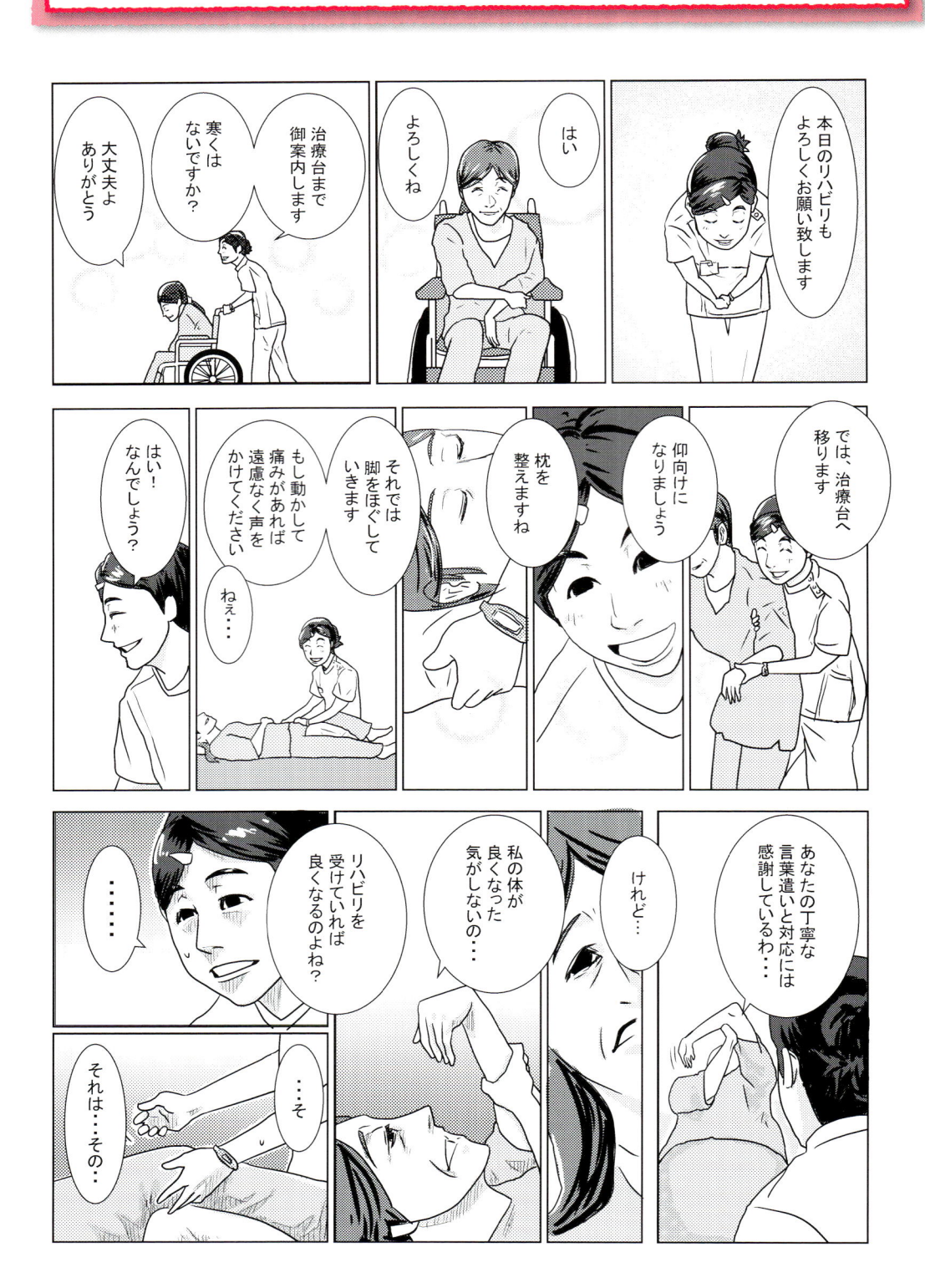

　リハビリテーションに関わるセラピストの仕事はサービス業に分類され、サービス業では形の見えないものを提供することから、サービス提供後における利用者満足が重要視されます。利用者満足を高めることにより、利用者の継続的なサービスの利用が期待できることや口コミによる評判の向上が期待されるからです。そのため、各医療機関や介護事業所では、利用者満足度を高めるために接遇、説明、コミュニケーションなどの社員教育に力を入れています。また、利用者満足度を高めることができれば利用者のセラピストに対する信頼が向上し、リハビリテーションが円滑に進む可能性が高まります。それでは利用者満足度の向上にはどのような視点が必要でしょうか？

利用者満足を高めるコツは？

　利用者満足を考える上で「本質機能」と「表層機能」について知ることが重要です（**図 1**）[3]。「本質機能」と「表層機能」について次に説明を致します。

本質機能
　顧客が当然受けられると期待する機能・サービスであり、満たすことにより満足度が高まるわけではない。しかし、満たされないと不満足となり、満足度への悪影響が強い。

表層機能
　顧客が当然とは思っていないがあるとうれしい機能・サービスであり、満たすことで満足度が上がる。しかし、満たされないと不満足になるわけではない。

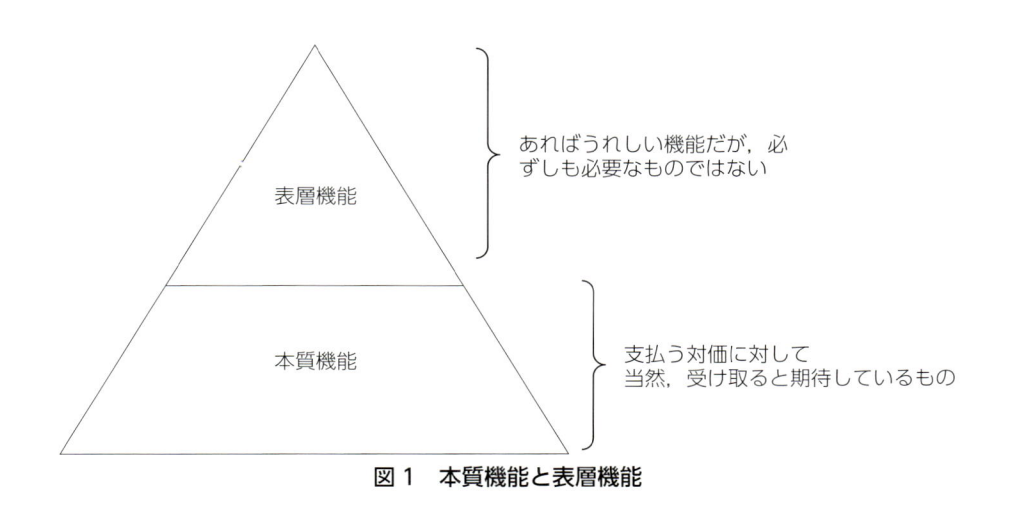

図 1　本質機能と表層機能

これら二つの機能をリハビリテーションで考えてみましょう。

本質機能	表層機能
ADL の改善	丁寧な対応
痛みの改善	設備が良い
適切な説明	豪華な送迎車
安全・安心なリハビリテーション	廊下幅が広い
質の高い医療機関や介護事業所との連携	筋力トレーニングのマシンが新しい

　利用者満足を上げるためには「本質機能」の向上が欠かせません。しかし、丁寧な接遇や充実した設備などの「表層機能」を高めることで利用者満足を上げようとする医療機関・介護事業所が多く存在しています。漫画の事例のように、リハビリテーションの利用者は、丁寧な接遇だけを求めているのではなく、本質的に「リハビリテーションの効果」を求めています。よって、まず、利用者満足を上げるためには「本質機能」の質の向上に全力を注ぐことが重要です。ただし、第一印象を良くするための最低限の接遇は必要であることはいうまでもありません。しかし、第一印象や接遇だけを一生懸命に行っても、リハビリテーションの内容が劣悪であれば、利用者満足は頭打ちとなります。従って、利用者が求めているものは本質機能であるという原点に立ち返り，リハビリテーションサービスを提供する姿勢が必要です。

参考文献

3）奥瀬喜之. 顧客満足概念とその測定に関わる研究の系譜. 専修商学論集（88）. 2008. pp55-59

多職種連携を成功させるコツは？

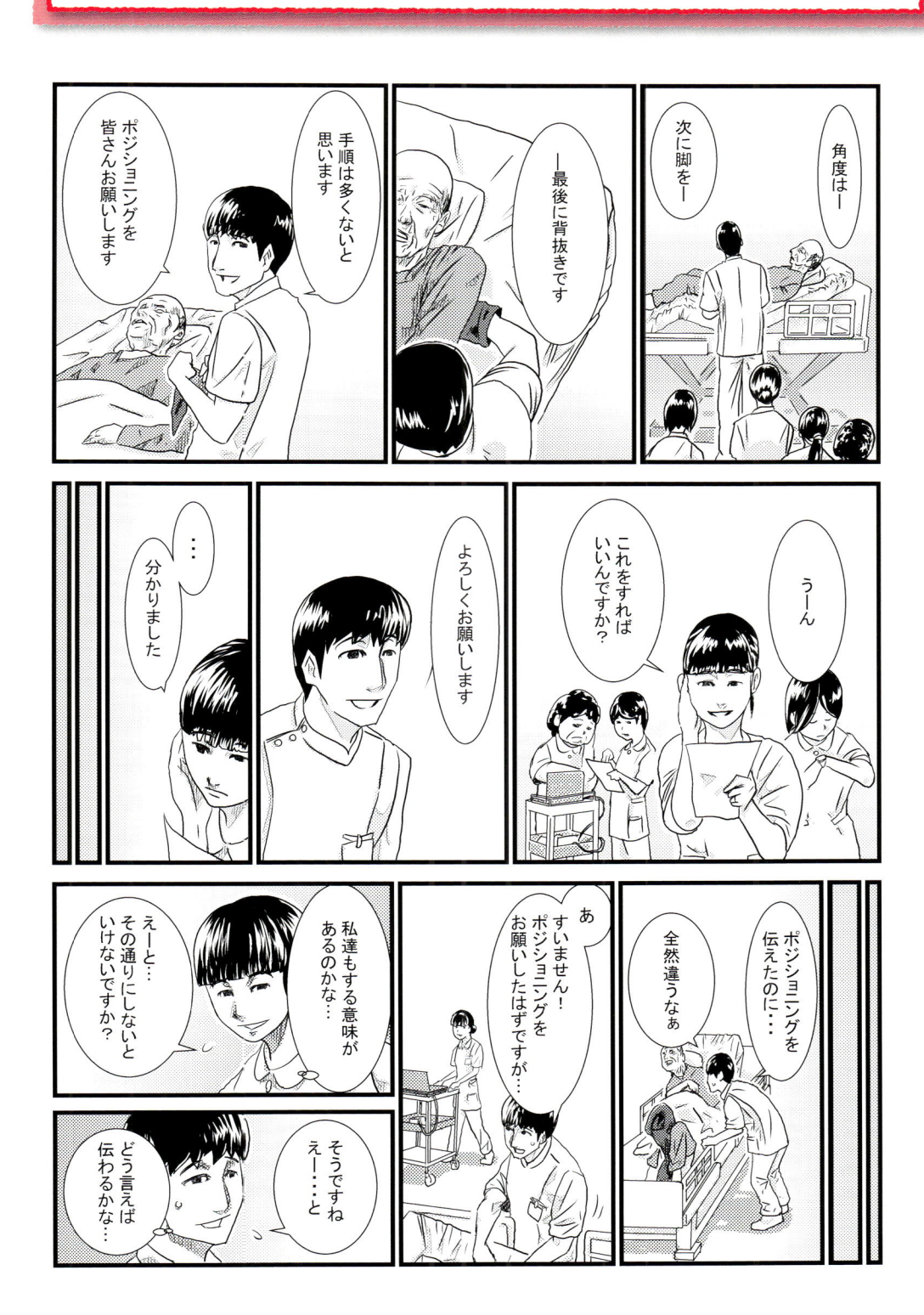

　ケアやリハビリテーションの効果を最大限に高めるためには利用者に関わる多職種の連携が重要となります。地域包括ケアシステム、在院日数短縮、在宅復帰が推進される社会では、一人の利用者にさまざまな職種が関わっているため、統一した目標に基づくケアやリハビリテーションの提供が必要です。具体的には呼吸・循環などの全身状態、筋力低下や関節可動域制限などの機能障害や活動・参加レベルの低下などは職種に関係なく評価・介入ができる分野となります。

　例えば、在宅生活をしている下肢筋力低下を有する利用者に対して、訪問リハビリテーションだけでなく、訪問看護において看護師による筋力トレーニングを実施していただくことや介護職から介護場面で困っていることの改善を相談し、セラピストと協働で介入をすることなどが考えられます。しかし、漫画の事例のように多職種連携が円滑に進まないことが多くの現場で頻発しています。なぜ、多職種連携は難しいのでしょうか？

多職種連携の鍵は「目標」である

　多職種連携を円滑に進めるためには「利用者の目標設定」が欠かせません。利用者のケアやリハビリテーションを通じて、「どのようなあるべき姿を目指すのか？」を決めることが目標設定といえます。目標を設定し、さらに目標を多職種間で共有しなければ、多職種連携は極めて困難となります。なぜならば、目標が明確でない状況では、多職種連携に関わる関係者のモチベーションを上げることが難しいからです。目標を明確にするメリットは、ロックの目標設定理論から次のように説明できます[4]。

やや困難な目標

　やや困難な目標の方がより高いパフォーマンスを発揮するといわれています。実現する上で工夫や努力が必要な方が個人の学習意欲が高まります。あまりに簡単な目標は個人のモチベーションを向上させにくいでしょう。

明確な目標

　明確で具体性を持った目標は曖昧な目標より高いモチベーションを生じやすいでしょう。何のための目標なのか、目標の意義はどのようなものなのかを理解しなければ高いモチベーションを生むことはできません。

　漫画の事例では、ポジショニングという「やや困難な目標」の要素は達成できていますが、「明確な目標」については達成できていません。利用者の目標設定は何か？　また、看護職や看護部にとってポジショニングという行為がどのような意味を持つものなのか？　について看護師が明確に理解していません。利用者の褥瘡や痛みを予防することの意義や、それらの予防により看護師の仕事がどれほど軽減されるのかなどが伝わっていない状況では、セラピストから

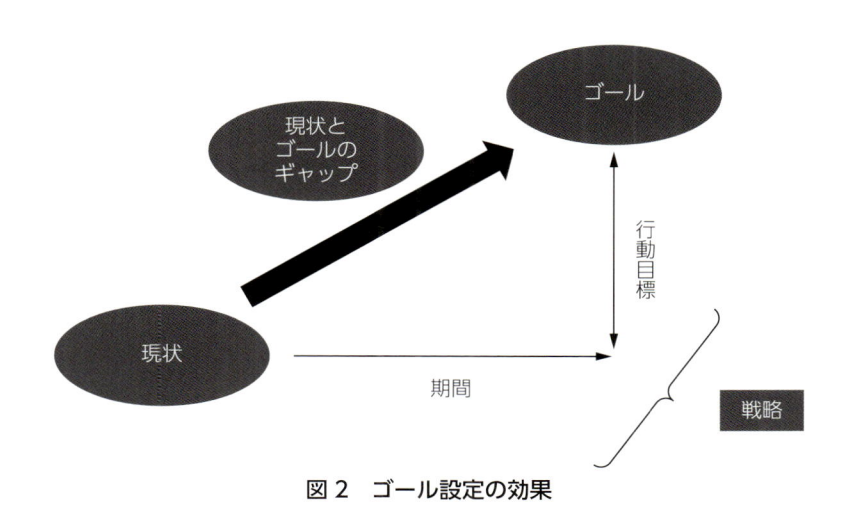

図2 ゴール設定の効果

看護師に一方的にお願い事をしても，看護師がそれを実行する可能性は低いでしょう。すなわち、漫画の事例は、利用者の目標設定が不明確であることが発端となって、看護師のモチベーションが向上しないため、看護師の協力が得られない状況と説明できます。

目標と現状のギャップを埋めるための戦略

　目標が明確になるもう一つのメリットは、目標と現状のギャップが分かることです（図2）。ギャップが分からなければ、ケアやリハビリテーションの戦略を決めることは不可能です。ギャップを埋めるための行動を計画的に決定することを戦略といいます。

　多職種連携では目標に向かうためのケアやリハビリテーションの戦略を決定しなければ、その連携は実効性のないものになります。戦略が決まらなければ具体的に何をすれば良いのか分からないので、多職種連携は絵に描いた餅になります。また、戦略の決定においてセラピストは専門的見地から目標に近づくための戦略を立案しつつも、多職種からの要望についても確認をする姿勢が必要です。漫画の事例では一方的にセラピストから看護師にお願いをしているようです。リハビリテーションやケアの戦略について共に考え、相手の意向や考えも聞く姿勢がない状況では、多職種間における人間関係の構築が難しくなり、相手からの連携に関する理解や協力が得られないでしょう。

参考文献

4）多田瑞代．職場における目標の共有が仕事の動機づけに及ぼす影響．経営行動科学 20（3）．2007．pp345-353

会議の罠に注意せよ

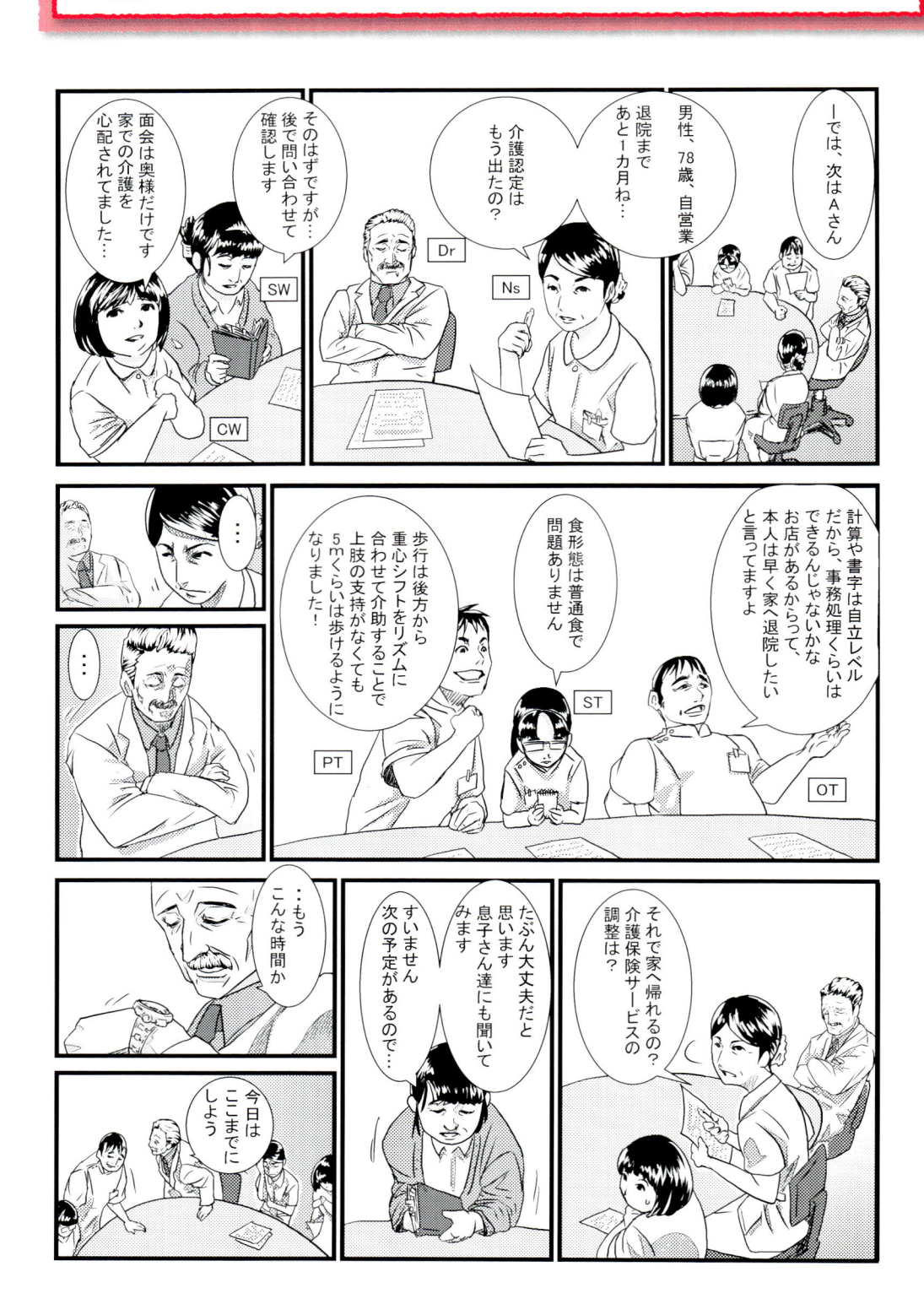

　漫画の事例のように、多くの人からさまざまな発言がでるが結局は何も明確に決まらない会議を皆さんは経験したことはないでしょうか？　日本には多くの人で話し合う「合議制」が美徳とされている風潮があります。しかし、「三人寄れば文殊の知恵」ということわざもあれば、「船頭多くして船山に登る」ということわざもあります。これらのことわざから合議制で話し合うことは良い面もあるが、悪い面もあると考えられます。

合議制では「社会的手抜き」の防止と 参加者の「リーダーシップ」が重要である

　多くの医療機関や介護事業所で行われる会議は「複数の人間で話し合う」という合議制の形態となっていますが、合議制には多くの問題があります。合議制の会議をしても「何も決まらない」「アイデアが全くでない」「積極的な人だけが発言する」などの現象はよく起こります。なぜ、このような生産性が低い会議が行われてしまうのでしょうか？

　それは、合議制の最大の特徴である「複数の人間で話し合う」ことが原因です。複数の人間で話し合うことにより、参加者一人当たりの会議に対する責任が分散します。会議の場に複数の人間が存在するため、「自分がやらなくても誰かがやるだろう」という心理が個人に作用します。このような心理状態になると、「会議で発言を控えること」や「意思決定を他者に依存すること」などが生じます。これは、「社会的手抜き」という現象で、人が単独で作業を行う場合に比べて、集団で作業を行う場合に、一人当たりの努力の量、仕事量が低下し、作業効率が低下するものです[5]。

　また、近年、多職種が参加するカンファレンスが多く開催されるようになりました。カンファレンスの最終目標は治療方針、ケア、リハビリテーションの方向性をチームで共有し、実践する「統合型ケア」を成功させることです。その「統合型ケア」の成否においては、チームメンバーによるリーダーシップの重要性が指摘されています[6]。すなわち、リーダー主導の意思決定がなければ統合型ケアの成功は難しくなるといえます。

　以上のことから、セラピストは会議の場では意図的かつ積極的に発言し、ケアやリハビリテーションのゴールや戦略の意思決定に関わっていくことが重要といえるでしょう。セラピストは利用者の生活を評価する能力が他職種より長けています。そのため、セラピストが会議で社会的手抜きをしたり、リーダーシップを放棄すると、生産的な会議にならず、その結果、利用者の生活が成り立たなくなることでしょう。特に、在宅復帰が推進される現代では利用者の生活への評価と介入は最重要課題といっても過言ではありません。従って、セラピストは責務の大きさを自覚し、当事者意識を持って会議に臨むことが大切です。

セラピストが会議でしてはいけないこと

　会議において、セラピストはリーダーシップを発揮することが重要ですが、絶対にしてはいけない言動があります。次に示すような言動を行ってしまうと生産性の低い会議となるでしょう。

1）会議で専門用語を並べ立てて説明をしてはいけない

　理学療法、作業療法、言語聴覚療法の言葉は、他職種にとっては難解なものです。細かい関節運動、神経学的な所見、動作分析の解釈などは、他職種にとって共通言語ではありません。よって、このような言葉を会議で多用すると他職種はセラピストが何を言っているのか理解できないため、非効率的な会議が行われることになります。他職種にセラピストが話すときは相手が理解できる言葉を常に選択することが重要です。職種によって理解できる言葉は異なりますので、言葉の選択には注意が必要です。会話が成立しない会議は絶対に避けなければなりません。

2）病状や症状の理解なしにリハビリテーションを進めてはいけない

　セラピストは医師・看護師と比較して、疾患やフィジカルアセスメントの知識や評価能力が低い傾向があります。リハビリテーションは安定した体調の上にしか成立しません。体調が悪い状態では、リハビリテーションを提供することは難しいからです。従って、会議ではセラピストは、利用者の疾患やリスク管理について情報収集すると共に、他職種との連携を図る必要があります。例えば、呼吸機能や循環機能が低下している利用者に対して、どのような状態であればリハビリテーションをして良いか、あるいは、呼吸機能や循環機能を改善するためのケアとしてどのようなことを支援すれば良いかについて他職種と連携を図ることが大切です。セラピストはリハビリテーションを提供することだけが仕事ではありません。リハビリテーションを支える土台である安定した体調を保つことへの関わりを忘れてはいけません。

参考文献

5）岩田健太郎. 社会的手抜き. 理学療法ジャーナル 48（11）. 2014. p1061

6）https://www.mckinsey.com/industries/healthcare-systems-and-services/our-insights/what-does-it-take-to-make-integrated-care-work

6 PT・OT・ST の わがままリハビリテーション

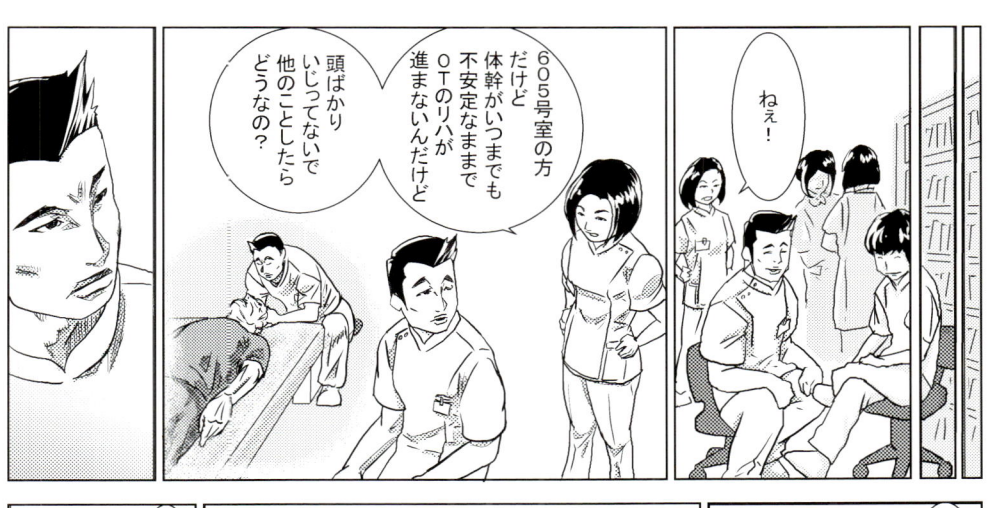

ねぇ！

605号室の方
だけど
体幹がいつまでも
不安定なままで
OTのリハが
進まないんだけど

頭ばかり
いじってないで
他のことしたら
どうなの？

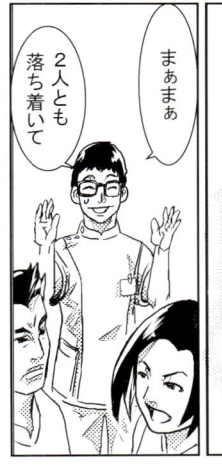

まぁまぁ
2人とも
落ち着いて

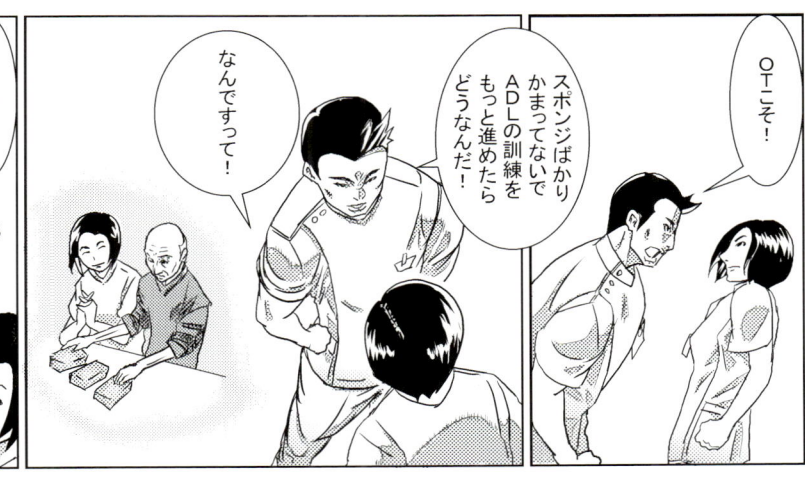

なんですって！

スポンジばかり
かまってないで
ADLの訓練を
もっと進めたら
どうなんだ！

OTこそ！

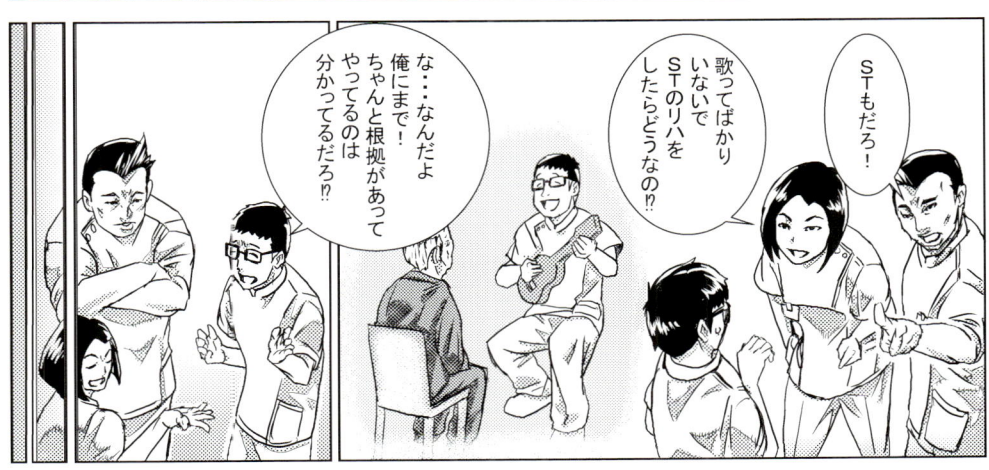

な…なんだよ
俺にまで！
ちゃんと根拠があって
やってるのは
分かってるだろ⁉

歌ってばかり
いないで
STのリハを
したらどうなの⁉

STもだろ！

　1981 年国際障害者年に WHO（世界保健機関）は「リハビリテーションは障害（能力低下や社会的不利）及びそれにもたらす状態を改善し、障害者の社会的統合を達成するためのあらゆる手段を含んでいる。さらにリハビリテーションは障害者が環境に適応するための訓練を行うだけではなく、障害者の社会的統合を促すために全体としての環境や社会に手を加えることも目的とする。そして、障害者自身、家族、彼らが住んでいる地域社会が、リハビリテーションに関係するサービスの計画や実行に関わり合わなければならない」と定義しています[7]。この WHO の定義は理学療法士、作業療法士、言語聴覚士養成校の 1 年生のときに学習する内容ですが、実際に臨床現場で働きだすと、この定義を忘れてしまい、自分自身が興味のある治療法に傾倒するセラピストが多いのが実状です。

　漫画の事例では理学療法、作業療法、言語聴覚療法は行われていますが、残念ながら WHO が定義するリハビリテーションは行われていないといっても過言ではありません。各々は自分自身が興味のある治療を展開しているだけであり、決して障害を持つ人の社会的統合や自立支援、社会参加を促しているとはいえません。従って、利用者には大きな不利益が生じているといえるでしょう。このようなことにならないために、セラピストは何を意識するべきでしょうか？

心身機能・活動・参加をバランスよく意識したリハビリテーションが重要である

　WHO より 2001 年に発表された国際生活機能分類（International Classification of Functioning, Disability and Health：ICF）において「生活機能」という概念が提唱されました（図3）。この概念は、リハビリテーションの本質を示すものとして非常に分かりやすいものです。生活機能とは「人が生きること」、健康とは「生活機能」全体が高い水準にあることを示します。生活機能は、「心身機能・構造」と「活動」と「参加」の相互作用により成り立ちます。「心身機能・構造」は、関節可動域・筋力・視覚・聴覚・触覚・循環器、呼吸器などを示し、「活動」は人の日常生活行為、家事行為、余暇活動などを示します。また、「参加」とは社会活動の参加全般で、仕事、主婦、自治会活動、サークル活動、ボランティア、市民活動などの社会での役割を示します。ICF ではこれらの各種要素にバランス良く働きかけ、生活機能を向上させることが重要であることを示唆しています。

　リハビリテーションの現場では、「心身機能・構造」に働きかけ、患者の筋力や関節可動域が改善し、歩行能力が獲得されたとしても、「活動」への働きかけが不十分となり、引きこもりが起こり、廃用症候群が進んでしまう事例が散見します。また、「心身機能・構造」へのリハビリテーションに消極的な人が「活動」や「参加」への働きかけにより、「活動」や「参加」に対する意欲が向上し、「心身機能・構造」へのリハビリテーションの必要性を感じるといった事例もあります。要するに、「心身機能・構造」・「活動」・「参加」は相互作用するため、リハビリテー

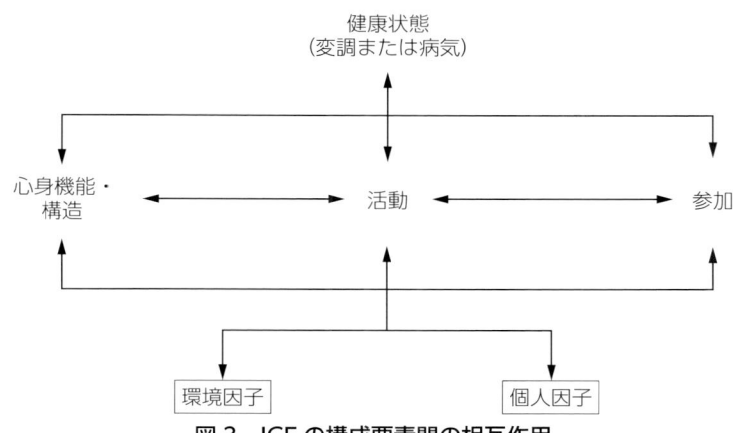

図 3　ICF の構成要素間の相互作用

ションはそれら全般に対して働きかけを行う必要性があるといえます。

　本来、「リハビリテーション」は全人間的復権であり、その方の生活ひいては人生における Quality Of Life を支援していくものです。

　漫画の事例では、心身機能・構造へのアプローチは確かに行われていますが、利用者の「活動」や「参加」に対する議論が行われていません。利用者にとって必要な「活動」や「参加」が理学療法士、作業療法士、言語聴覚士において共有されていないため、お互いの治療内容を批判するような不毛な事態に陥っています。往々にして理学療法士、作業療法士、言語聴覚士は利用者の「活動」や「参加」を最優先とせず、自らの治療テクニックに拘ることがあります。しかし、このような行為は利用者に不利益を与えていることを自覚せねばなりません。理学療法士、作業療法士、言語聴覚士が自ら興味のある治療のみを行うのは、到底リハビリテーションではありません。このことを常に心掛け、リハビリテーションを行うことが重要です。

参考文献

7）丸山仁司. 理学療法概論〔第 6 版〕. 理学療法科学学会（監修）. 2010. p3

自主トレーニングが定着しない

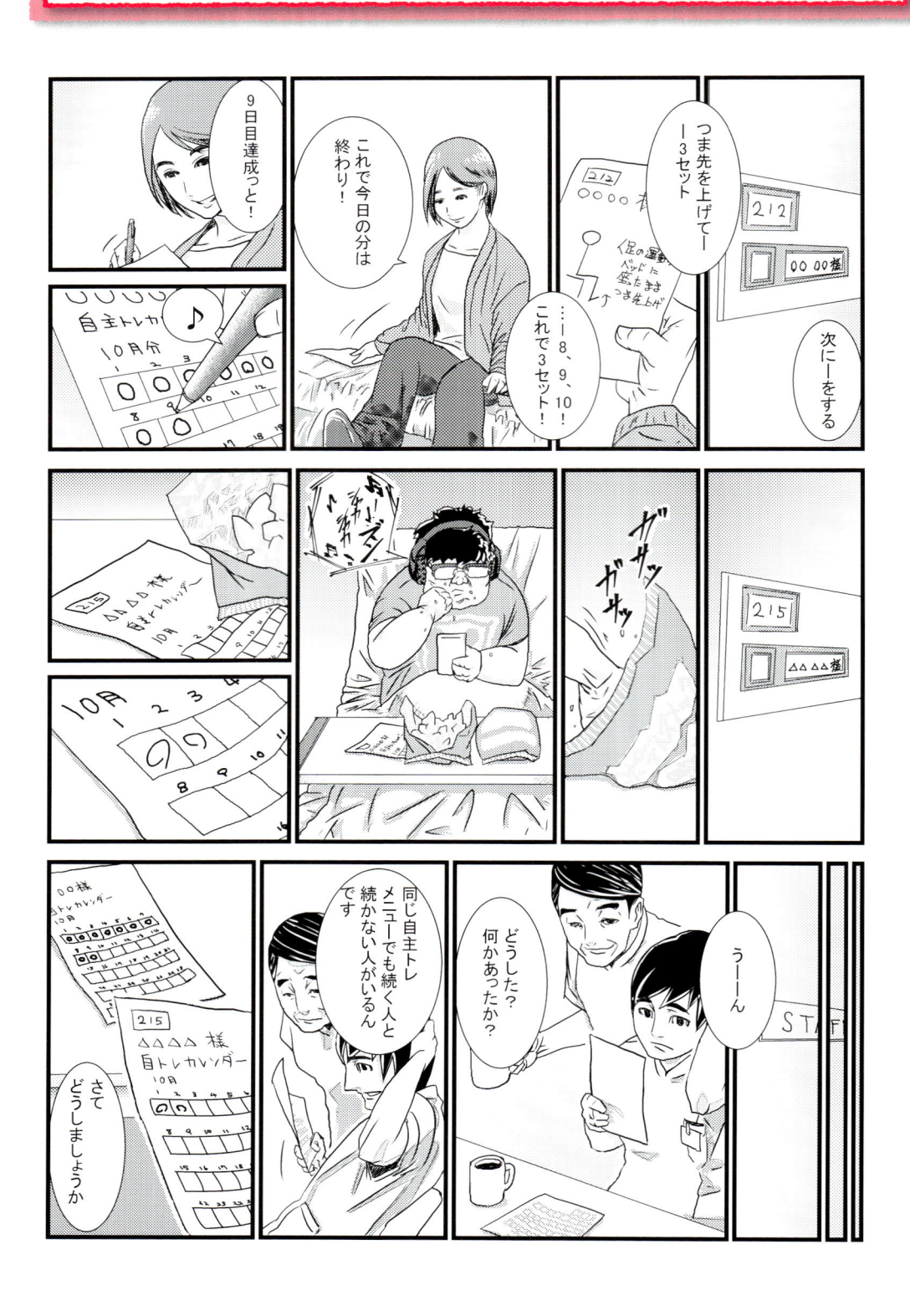

　自主トレーニングが必要な利用者をマネジメントする上では、「利用者の行動変容を狙ったアプローチ」が重要となります。リハビリテーションの目的の一つは、利用者の自立を支援することです。従って、「セラピストから個別リハビリテーションを受けることのみを期待している」「マッサージをしてもらうことがリハビリテーションだと思っている」「目標がないまま、リハビリテーションを継続している」などは、リハビリテーションの観点から考えると利用者にとって望ましくない状況といえます。このような状況が生じる原因の一つに、利用者が自身の自立に関して興味や関心がないことが挙げられます。従って、利用者に自主トレーニングの実践を定着させるためには、利用者が自らの意志で自主トレーニングの行動が生じるように利用者の行動変容を支援しなければなりません。

行動変容のための五つのステージ

　行動変容のモデルとして有名なものに、Prochaska らの「トランスセオリティカルモデル」があります。このモデルは、人が行動を変える場合は、「無関心期」→「関心期」→「準備期」→「実行期」→「維持期」の五つのステージを通ると考えます[8]。行動変容のステージを一つでも先に進むには、その人が今どのステージにいるかを把握し、それぞれのステージに合わせた働きかけが必要になります。

【1】無関心期	６カ月以内に行動変容に向けた行動を起こす意思がない
【2】関心期	６カ月以内に行動変容に向けた行動を起こす意思がある
【3】準備期	１カ月以内に行動変容に向けた行動を起こす意思がある
【4】実行期	行動変容を起こしているが、その継続が６カ月未満
【5】維持期	行動変容の継続が６カ月以上

ステージに合わせたマネジメントの実践

　その人の自主トレーニングの状況を評価して、ステージを決定します。各ステージで自主トレーニングに対する行動変容のアプローチは異なります。具体的な各ステージのアプローチは以下のようなものになります。

行動変容のマネジメント

無関心期/関心期

　この時期は、自立に関する興味・関心が乏しいため、利用者の「自立に関する考え方」にアプローチする必要があります。この時期の利用者は、自立に対して否定的な言葉が多く、自分の考えを主張する傾向があります。セラピストが提案する自主トレーニングに対して、否定的な考えを持っており、ご自身の信念、考え方を持っている利用者は、自主トレーニングへの取

り組みを真剣に考えることができません。従って、相手の自立を促したいばかりに、こちらの提案を押しつける形になってしまうと、利用者からの拒否が強くなります。この時期では、利用者が自分の現状を整理できるように、質問を投げかけ、このままではまずいと理解してもらうことが大切です。また、自立に向けた生活を獲得するために、急激な行動変容を求めるのではなく、少しずつ、行動を変化させていくことの選択肢を提案することが大切です。例えば、「1 日 1 回だけでも○○をしてください」という回数や運動負荷を少なくした提案や「気が向いたらしてください」という自主トレーニングへの心理的ハードルを低くした提案などが考えられます。

準備期

　この時期は「1 カ月以内に行動を変えようと思っている時期」です。自立に向けた良い方法や自主トレーニングがあればすぐに始めたいと思っているが、どのようにして行えば良いか分からない、取り組みへの自信がなくスタートができないという状態です。従って、利用者のモチベーションを本格的な実行へと導いていくことが重要となります。この時期においては、適切な目標設定と行動計画を立てることが重要となります。目標や行動計画により、具体的な行動変容の中身が決定します。目標設定と行動計画の立案においては、セラピストからの自立に向けた効果的な自主トレーニングに関する目標設定と行動計画への適切な助言が必要となります。

実行期/維持期

　この時期は、「自立に向けた行動を実際に開始している時期」となります。よって、自主トレーニングなどの「自立に関する行動」に対して、積極的にアプローチをする必要があります。この時期の利用者は自主トレーニングなどの効果が気になり、今後の行動の継続に不安を感じている時期です。よって、この時期は小さな変化を、肯定的に捉えてもらうように支援します。それによって、自己効力感を高めてもらう必要があります。自己効力感とは、「自分がある状況において必要な行動をうまく遂行できるかという可能性の認知」となります[9]。いわゆる、「自信」といっても良いでしょう。「自信」を高めてもらうためには、自主トレーニングの効果や意味をセラピストが積極的にフィードバックする必要があります。

参考文献

8）岡浩一郎．行動変容のトランスセオレティカル・モデルに基づく運動アドヒレンス研究の動向．体育学研究 45（4）．2000．pp543-561

9）魚尾淳子，河野保子．脳血管障害患者の日常生活活動拡大に関する研究―意欲，自己効力感，自己効力感形成の情報源との関係に焦点をあてて．日本看護研究学会雑誌 34（1）．2011．pp47-59

特定分野にしか興味のない
セラピストの価値は低い

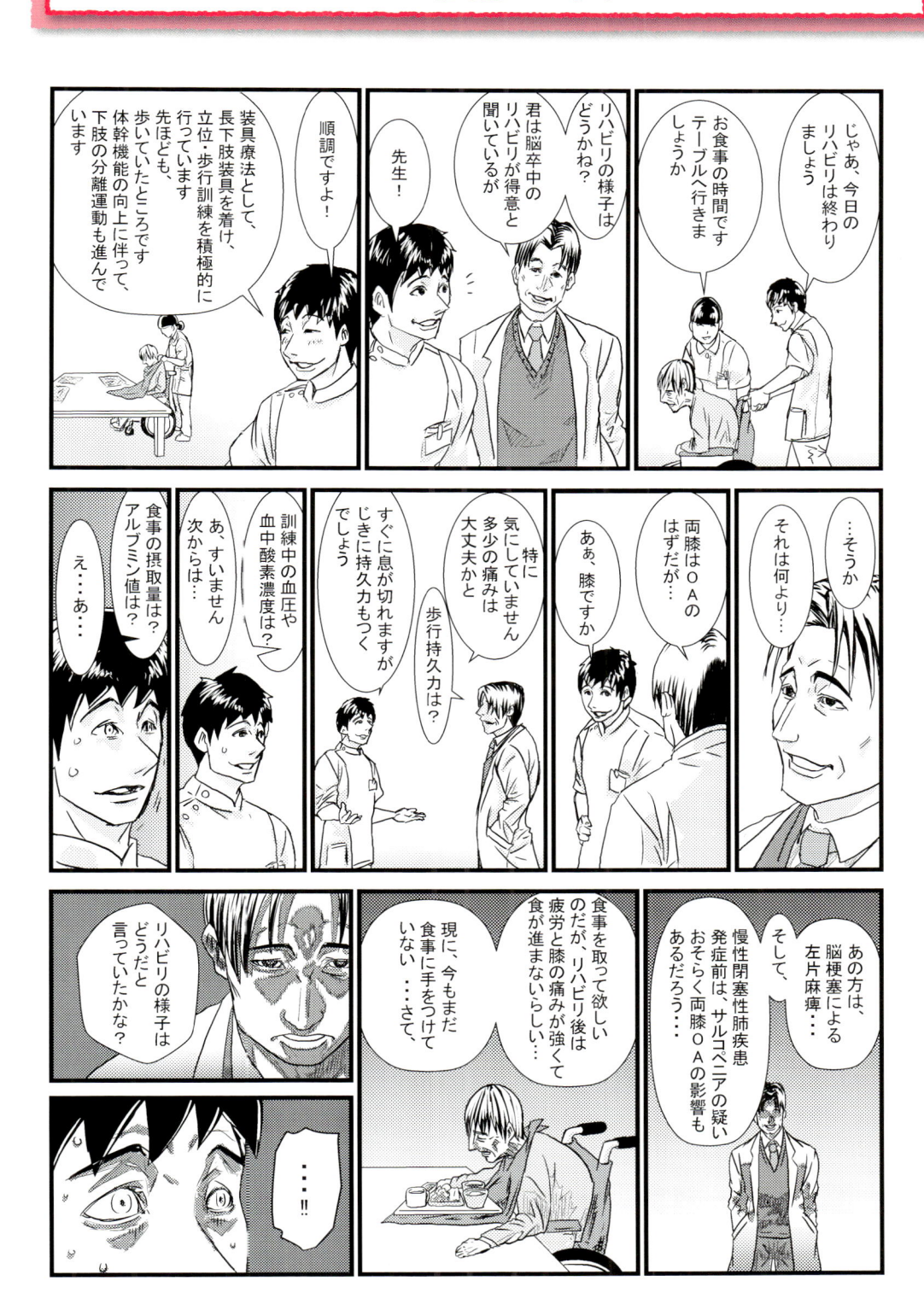

　脳卒中にしか興味のないセラピスト、スポーツ選手だけを担当したいセラピスト、摂食嚥下に興味のない理学療法士、理学療法や作業療法分野に興味のない言語聴覚士などの特定の分野にしか興味のないセラピストがたくさん存在します。

　特定の分野にしか興味がないことは絶対的に悪いことではありません。特定の分野の知識や技術に長けているセラピストは、その分野に該当する利用者にとっては大変頼もしい存在といえるでしょう。ただ、近年の高齢化が著しく進む日本においては、特定の分野にしか興味がないことはセラピストとして働く上で大きな問題となりつつあります。なぜならば、高齢者はさまざまな疾患を併発するため、それぞれの疾患への対応がリハビリテーションやケアにおいて重要となるからです。漫画の事例のように、高齢者の脳卒中患者であれば変形性関節症や低栄養状態があるのは一般的なことです。

　医療保険分野では高齢者がリハビリテーションを開始するときに医師からリハビリテーション指示箋が発行されます。その指示箋には、リハビリテーションが必要な主病名が記載されます。主病名としては「脳血管疾患」や「運動器疾患」が一般的なため、主病名以外の疾患に対してはそれほど敏感になっていないセラピストが多いのが現状です。しかし、先ほど述べたように高齢者はさまざまな疾患や症状のリスクを持っていることから、主病名以外の疾患への対応は極めて重要となります。また、介護保険分野はそもそも疾患に対してリハビリテーションをするのではなく、要支援状態、要介護状態に対してリハビリテーションを行うことになります。よって、介護保険分野においては特定の分野にしか興味のないセラピストは論外といえます。

　特定の分野にしか興味がないセラピストにならないためにはどのような考え方で働いていくことが重要でしょうか？

単能工と多能工

　製造業などでは人の能力を示す言葉として「単能工」と「多能工」という言葉があり、一般的に次のように定義されています[10]。

単能工
　単一工程の仕事のみを行う作業員のこと

多能工
　複数工程の仕事を行う作業員のこと

　製造の現場において、少ない品種をたくさん生産するという形態では、一つの作業工程を速やかに行うことができる単能工が必要とされていました。しかし、現代のように多くの品種を生産することが求められる企業では、さまざまな品種の生産工程に関わることができる多能工

が重宝されています。

　同様に、現代の医療保険や介護保険の分野では、さまざまな疾患や背景を持つ高齢者の方への対応が求められているため、多能工のセラピストが重宝される時代であるといえます。多能工セラピストになるためには次のような視点が必要です。

1.　理学療法士・作業療法士・言語聴覚士として必要な基本的な知識やスキルを身に付ける

　理学療法士・作業療法士・言語聴覚士はそもそも特定の疾患に対応するための資格ではなく、リハビリテーションを必要とする人に対応することを想定した資格です。従って、基本的な知識（解剖学・生理学・運動学・リハビリテーション医学等）を十分に学習することが多能工セラピストの土台を作ることになります。

2.　自身の興味がある分野を追求し、その分野を専門分野とする

　セラピストとしての土台の知識を習得すれば、自身が興味を持つ分野の学習を進めることが重要です。興味がある分野の学習は、継続しやすく、取り組めば取り組むほど知識や経験が増え、もっとさまざまなことを知りたいという欲求が生まれます。また、興味のあることが自身の専門分野になれば、セラピストとしての軸が明確になり、周りの人からの「○○の専門家」として認知されやすくなり、仕事の依頼も増えてくる可能性が高いでしょう。しかし、専門家としてここで満足してしまえば、単能工セラピストとして踏みとどまってしまいます。

3.　専門分野から関連する分野に横展開し、多領域への研鑽を図り多能工を目指す

　専門家としてさらに自身の興味があることに、とことん取り組めば、新しい壁が現れます。新しい壁は専門分野から少し外れた分野が多いですが、その壁は自身が興味のあることの延長線上にあるので、その壁を越えることは苦になりません。

例
脳科学に興味を抱き、脳科学の勉強を行う
→脳科学の知識を臨床応用するために、運動療法や認知課題の評価や治療の研究・開発に取り組む
→慢性期の脳卒中への脳科学の応用に興味が生まれ、在宅分野に転身する
→訪問リハビリテーションに取り組むようになり、在宅の環境と脳機能の回復の在り方を考えるようになる
→環境設定が重要であることに気付き、福祉用具と心身機能の関係を考えるようになる

　このように、たった一つに力を注ぐことで、他の分野にも応用できる力が身に付きます。さまざまなことを中途半端に行うよりも、一点に集中することにより、関連する分野の知見も増

幅されていくことを、一点突破・全面展開といいます。興味のなかった分野でさえ、一点突破・全面展開することで、興味のある分野に変わります。上記のステップを得ることで、高いモチベーションを維持しながら、多能工セラピストになることができます。

参考文献

10）中野　明. ポケット図解　トヨタ方式の基本がわかる本. 秀和システム. 2006.　p53

頼りない先輩や
スーパーバイザーになるな

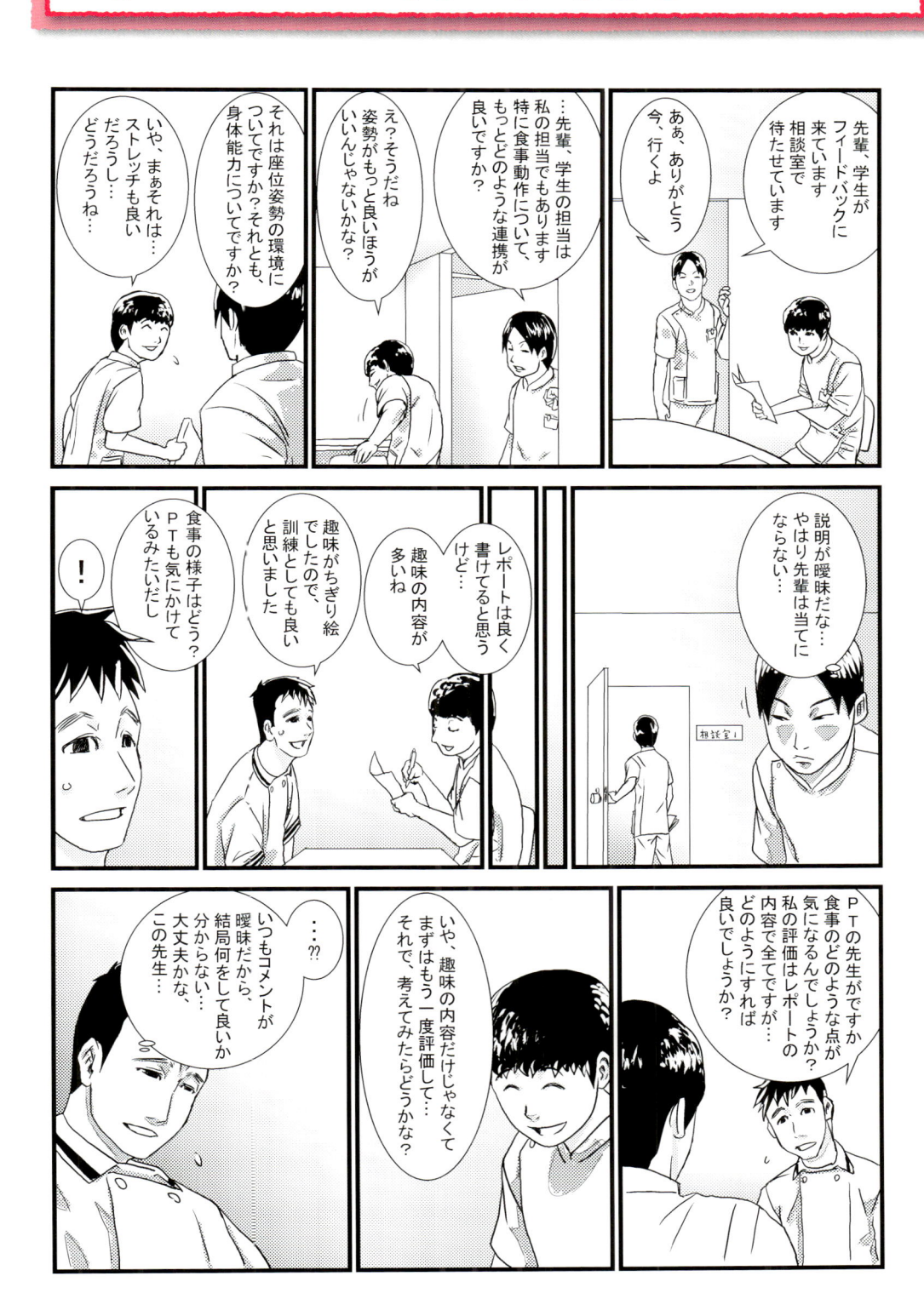

　リーダーとして周りから頼られる存在になるためにはリーダーシップが必要です。しかし、リーダーシップの定義はさまざまであり、絶対的に正しいリーダーシップの在り方が存在するわけではありません。漫画の事例では、作業療法士の先輩セラピストは後輩や学生から「頼りない」と思われており、とてもリーダーとして尊敬はされていません。指導者である先輩セラピストが後輩や学生からリーダーとして認知され、尊敬されなければ業務指導や実習指導の効果は乏しくなるでしょう。漫画の事例の後輩や学生は、まだ、セラピストとして未熟な段階です。このような未熟なセラピストに対する効果的なリーダーシップの在り方を考えてみましょう。

状況的リーダーシップ

　リーダーシップは相手の状況に合わせることが重要であることが分かっています。この理論はSL理論（Situational Leadership）と呼ばれ、ポール・ハーシーとケネス・ブランチャードによって提唱されました[11]。日本語では、状況対応型リーダーシップと呼ばれています。
　リハビリテーションの現場では学生、新人、中堅、ベテランが混在していることが多く、全てのセラピストに同じようなリーダーシップを発揮しても効果が得られにくいことを経験します。作業療法士1年目の人と作業療法士10年目の人に、同じ内容の仕事を与えるときに、2人に同じような指示を出すのが得策といえるでしょうか？　新人は仕事の意味だけでなく、作業方法すら知らないでしょう。また、10年目のベテランでは、仕事に対する独自の意味や作業方法を知っている可能性が高いです。よって、2人に同じような指示や関わりは不適切であり、経験年数や仕事への習熟度に応じた対応が必要となります。
　つまり、リーダーがどんな部下にも画一的に対応することは非効率であり、部下の仕事に対する発達度に応じて、リーダーシップの在り方を柔軟に変えていくことが重要といえます。

四つの状況的リーダーシップ

　状況的リーダーシップは四つに分類されます（**図4**）。タスク志向とは仕事の目的達成や実績を重視するという意味です。また、人間関係志向とは対人関係やコミュニケーションを重視するという意味です。相手の状況に応じてタスク志向と人間関係志向を変えていくことが重要です。

①指導型リーダーシップ（成熟度の低い部下の場合）
　部下の仕事への成熟度が低い場合に適しています。
　仕事の内容を具体的に指示し、行動を促します。
　タスク志向が高く、人間関係志向の低いリーダーシップをとることになります。

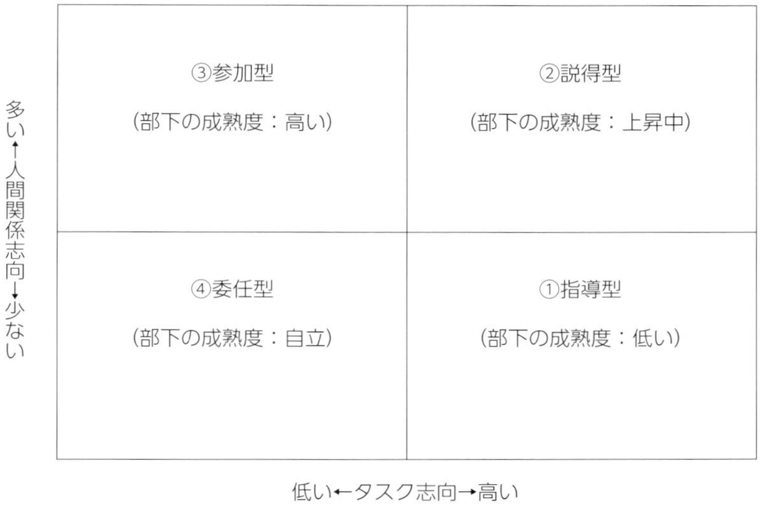

図4　状況的リーダーシップ

②説得型リーダーシップ（部下が成熟度を高めてきた場合）

　部下の仕事への成熟度が上昇中である場合に適しています。

　こちらの仕事に対する考えを説明し、相手の疑問に答えていきます。

　タスク志向も人間関係も高いリーダーシップをとることになります。

③参加型リーダーシップ（部下がさらに成熟度を高めてきた場合）

　部下の仕事への成熟度が非常に高まっている場合に適しています。

　部下の仕事に対する自立性を促し、仕事がしやすい環境を整備します。

　タスク志向が低く、人間関係志向の高いリーダーシップをとることになります。

④委任型リーダーシップ（部下が完全に自立性を高めてきた場合）

　部下の仕事への成熟度が高まり、自立に至っている場合に適しています。

　部下に仕事に対する権限や責任を委譲します。

　タスク志向・人間関係志向ともに最小限のリーダーシップをとることになります。

　従って、漫画の事例のようなセラピストとして未熟な学生や後輩に対しては、かなり具体的な指示・命令が必要といえます。仕事への知識や仕事内容の理解が乏しい状況で曖昧な指示・命令を出しても、相手は具体的な行動を行うことは困難です。別の言い方をすれば、未熟な学生や後輩に対応する先輩セラピストは具体的な指示・命令が出せるだけの能力が必要といえるでしょう。

参考文献

11）中村久人．リーダーシップ論の展開とリーダーシップ開発論（経営者教育研究グループ）．経営力創成研究（6）．
　　2010．pp57-71

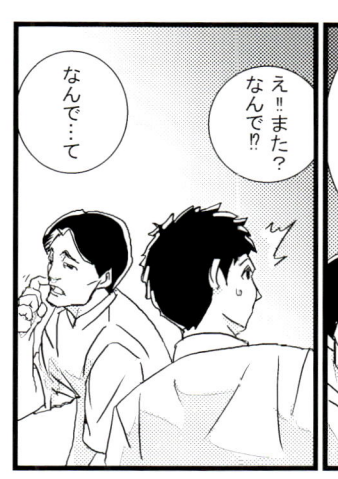

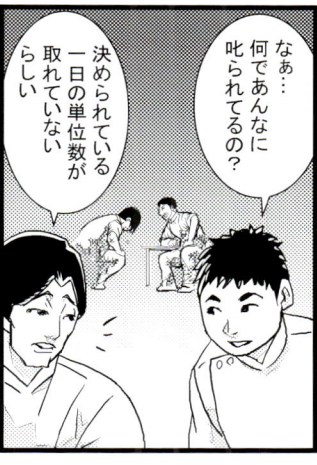

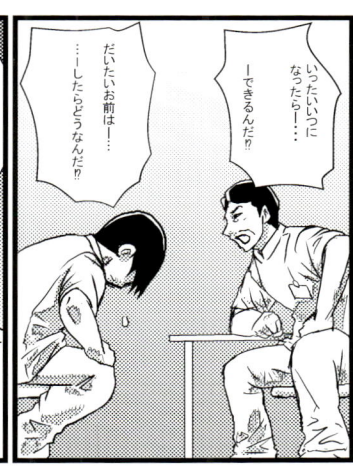

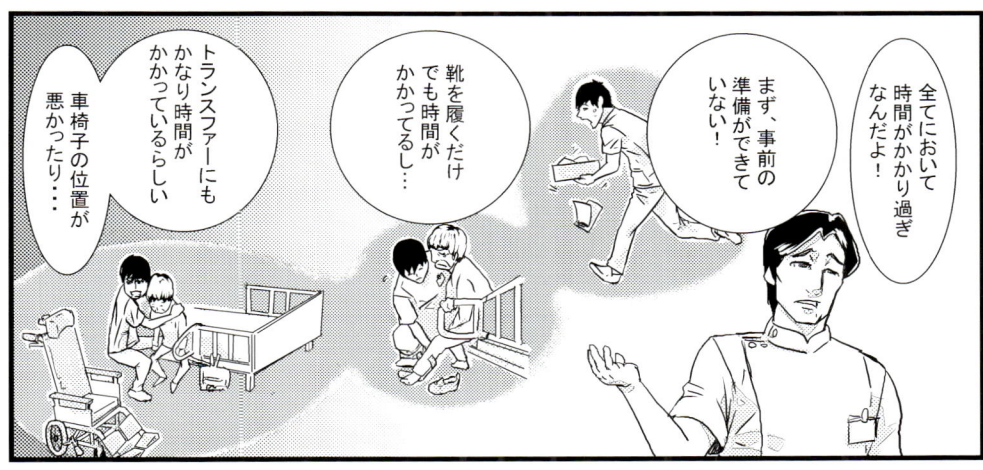

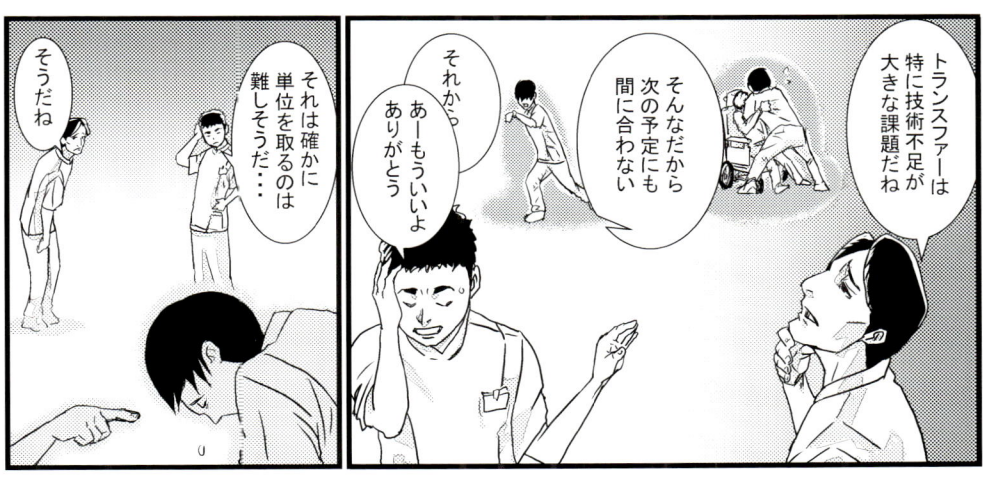

医療・介護制度の変化によって、医療や介護の現場は数十年前と比較してはるかに忙しくなっています。セラピストの担当者利用者数の増加、コンプライアンス重視による書類の増加、地域連携の推進によるカンファレンスや家屋環境の評価などセラピストの仕事量は格段に増えてきています。セラピストがベッドサイドでリハビリテーションだけを提供する時代は完全に終焉しています。そのため、セラピストには時間を適切に管理し、仕事を円滑に進めるためのタイムマネジメントの能力が求められています。漫画の事例では、タイムマネジメントができていないために目標とするリハビリテーションの単位が取れていないことや必要な書類が作成できていないなどが原因で利用者や組織に迷惑をかけています。このような状況にならないためにどのようにタイムマネジメントを行っていけば良いでしょうか？

┃ タイムマネジメント

タイムマネジメントとは日本語で「時間管理」となるため多くの人が時間を管理することがタイムマネジメントだと考え、スケジュールや仕事の順序を調整することに腐心します。しかし、これは誤った考え方です。人間に与えられた時間は 24 時間であり、物理的に 1 時間を長くしたり、短くしたりすることはできません。従って、人間ができることは、与えられた 24 時間の中で自分自身の行動を変えて、時間の使い方を効果的、効率的に使うことです。つまり、「時間管理」は「行動管理」であるということです。それでは、どのように「行動管理」をしていけばよいでしょうか？

タイムマネジメントの第一人者であるスティーブン・コヴィー氏は人間の行動を通じて行われる時間の使い方を四つに分類しています（**図 5**）[12]。

第Ⅰ領域
「緊急かつ重要」

利用者・家族・他部門からのクレーム対応や突然の仕事の依頼、利用者へのリハビリテーションなどです。

第Ⅱ領域
「緊急ではないが重要」

臨床で結果を出すための方法を考えること、自分の能力を高める勉強や技術練習、人間関係を作るための交流などです。

第Ⅲ領域
「緊急だが重要ではない」

意味のない無駄話、何も決まらない会議などで自分にとっては重要ではないが、自分以外の誰かにとっては重要なことです。

	緊急	緊急でない
重要	第Ⅰ領域 利用者等からのクレーム対応 突然の仕事の依頼 開始時間が決まっているリハビリ テーションの提供 締切のある仕事	第Ⅱ領域 臨床について考える時間 能力を高めるための技術練習 人間関係を構築するための時間 健康管理 研究活動
重要ではない	第Ⅲ領域 意味のない無駄な会話 何も決まらない会議 先方からの緊急の依頼であるが、 こちらにとっては意味のない作業 無意味な付き合い	第Ⅳ領域 スマートフォンを使った遊び ネットサーフィン 長電話 テレビ

図 5　四つの時間の分類

第Ⅳ領域
「緊急でも重要でもない」

　スマートフォンの閲覧やインターネットサーフィンや、無意味な長電話などの暇つぶしのようなことです。

　通常に生活や仕事をしていると 70～80％は第Ⅰ領域が占めます。漫画の事例のセラピストは第Ⅰ領域においてタイムマネジメントができないため業務が滞っています。第一領域で業務が滞っている根本的な原因はリハビリテーションの事前の準備ができていない、患者の移乗介助の技術が乏しいことです。従って、タイムマネジメントを成功させるためには、リハビリテーションの事前準備や移乗介助技術を向上させることが必要となりますが、実はこれらの行動は全て第Ⅱ領域となります。つまり、第Ⅰ領域の行動を円滑に進めるためには、第Ⅱ領域の時間を増やすことが重要となります。日常生活や仕事において、忙殺状態になる、時間に追われて仕事が終わらない、仕事のミスが多いなど人は仕事の準備、技術や知識の向上、人間関係の構築といった第Ⅱ領域の行動ができていないことが最大の原因なのです。

　従って、第Ⅰ領域のタイムマネジメントを円滑にさせるためには、徹底して第Ⅲ領域と第Ⅳ領域の行動を少なくし、何が何でも第Ⅱ領域の行動をする時間を確保することが重要です。また、自分自身の日常生活を振り返ってみて、第Ⅰ領域、第Ⅲ領域、第Ⅳ領域がたくさんあるようであれば、最も人間を成長させる第Ⅱ領域の時間を失っていると言っても過言ではありません。第Ⅰ領域である仕事を円滑に進めるために、意識的に第Ⅱ領域の時間を確保し、知識や経験を高める活動を行う必要があるでしょう。

参考文献
12）スティーブン・R・コヴィー. 7つの習慣. キングベアー出版. 1996

書類業務を乗り越えろ

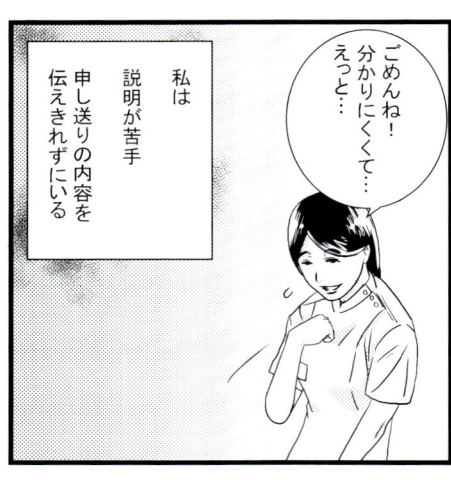

私は
説明が苦手
申し送りの内容を
伝えきれずにいる

ごめんね！
分かりにくくて…
えっと…

…すいません
もう一度、説明を
お願いします

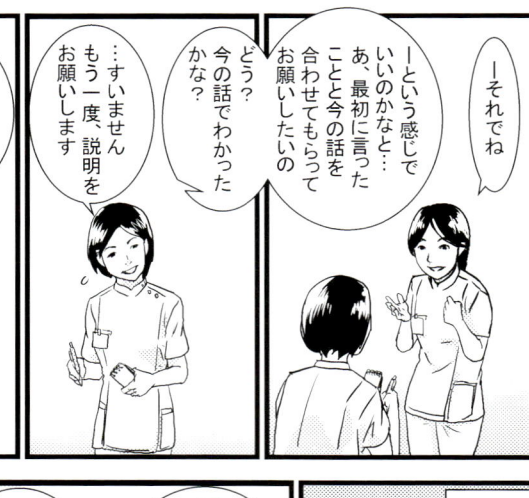

どう？
今の話でわかった
かな？

あ、最初に言った
ことと今の話を
合わせてもらって
お願いしたいの

—という感じで
いいのかなと…

—それでね

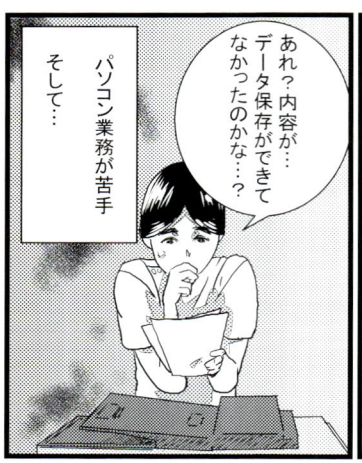

パソコン業務が苦手

そして…

あれ？内容が…
データ保存ができて
なかったのかな…？

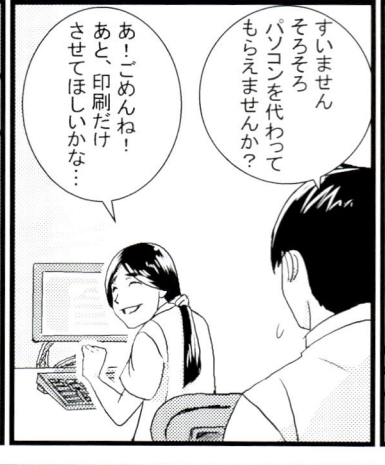

すいません
そろそろ
パソコンを代わって
もらえませんか？

あ！ごめんね！
あと、印刷だけ
させてほしいかな…

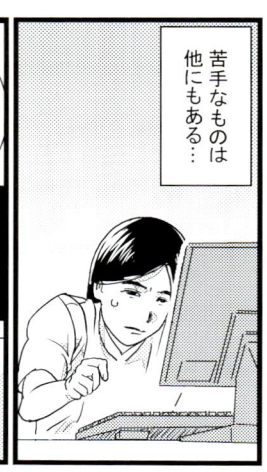

苦手なものは
他にもある…

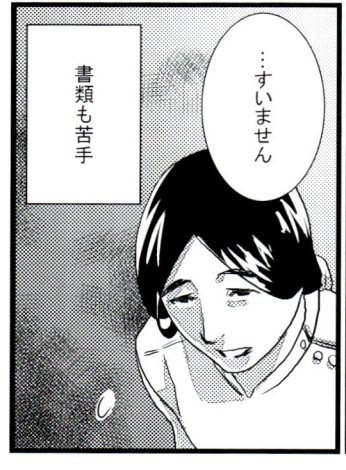

書類も苦手

…すいません

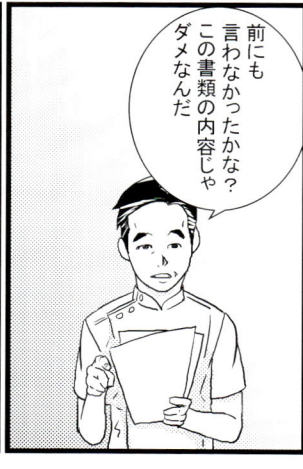

前にも
言わなかったかな？
この書類の内容じゃ
ダメなんだ

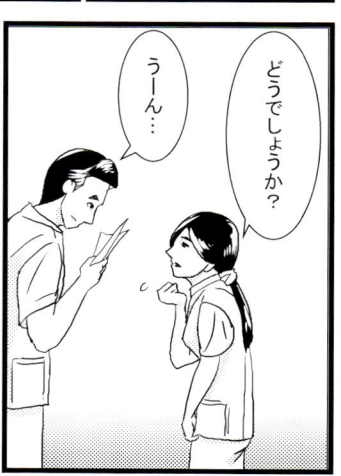

どうでしょうか？

うーん…

　近年の医療・介護分野では作成する資料が膨大に増えています。利用者に対する透明性の高い医療や介護サービスが求められていることや医療や介護に関する訴訟リスクを回避することなどから、サービス内容を説明する書類や適切なサービスの記録表などの書類作成が必須となっています。リハビリテーション分野においても同様で、医療・介護分野問わず、セラピストが作成しなければならない書類が年々、増加しています。

　そのため、漫画の事例のように書類作成能力が低いセラピストの業務が滞り、リハビリテーション業務への悪影響が生じている事例が増えています。多くの学生や新人のセラピストは、利用者にリハビリテーションを提供すること、すなわち、臨床こそがセラピストの仕事と考えていると思いますが、それは間違いです。セラピストの仕事の半分近くが書類作成業務といっても過言ではありません。そのため、セラピストとしての仕事を円滑に進めるために書類作成業務の能力を高めることが必須といえます。それではどのようにすれば、書類作成能力が高まるでしょうか？

▌書類が苦手な理由は次の二つに分けられます。

1. 書類に記載する文章が即座に思いつかないため、文章を作成することに時間がかかってしまう。リハビリテーションの計画書や保険請求のために必要な書類の文章は、利用者に対する適切な評価と治療内容を明確に表現する語彙力が必要である。語彙力が乏しい場合、書類作成に時間がかかる。

2. ワープロソフト、表計算ソフト、プレゼンテーションソフトの使用に慣れていないことやタッチタイピングなどのパソコン操作スキルが乏しいことが原因で、書類作成に時間がかかる。

　これらの書類作成能力を改善するためには次のような取り組みが必要となります。まずは、利用者に対する評価や治療の能力を高めることです。その中でも、予後予測の能力を高めることが重要です。リハビリテーション計画書や保険請求の書類は、患者や利用者の今後の状態に対する治療方針や手順を記載することが多いため、予後予測が的確にできていなければ、書類に記載する内容は非常に曖昧になり、文章の作成にも苦労します。従って、動作分析や各種機能検査から患者や利用者の予後を予測する能力を向上させることが重要となります。また、書類作成が迅速な先輩セラピストが作成した書類の内容を確認し、記載されている文章の表現方法や語彙などを知ることが重要です。表現方法や語彙を自ら創造することは困難ですので、他者より学ぶ必要があります。

　次に、パソコンのスキルを向上させることです。ワープロソフト、表計算ソフト、プレゼンテーションソフトなどを普段から使用しておくことで、基本的な仕様の手順を覚えることが重

要です。近年、スマートフォンが普及しているため、パソコンを触る機会が減少している若者が多くなっています[13]。そのため、医療機関などに就職してからパソコン業務に手間取る新人セラピストを散見します。学生や新人の頃から、パソコンに触る機会を増やしておくことが重要です。特に、画面を見ながらキーボードを打つことができる「タッチタイピング」の技術を取得しておくことをお勧めします。

参考文献

13）木村修平, 近藤雪絵. "パソコンが使えない大学生"の実態に迫る―立命館大学 6 学部の横断調査に基づいて―. PC Conference. 2017

セミナー依存症に気を付けろ

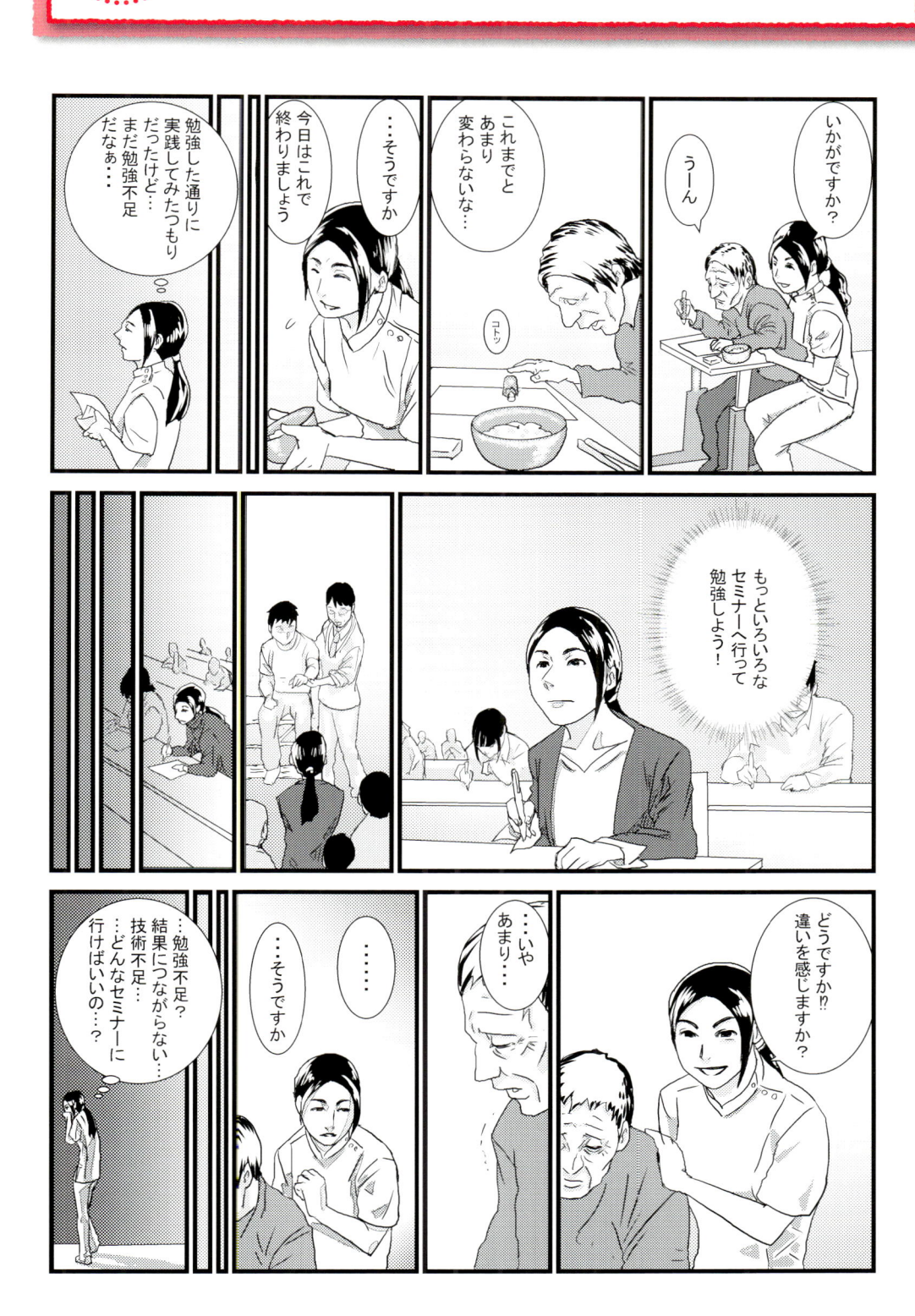

　理学療法士、作業療法士、言語聴覚士は資格を取得し、就職してからもリハビリテーションに関する学習を進めなければなりません。セラピストはセラピストを辞めるまで自己研鑽を行う、いわゆる生涯学習が必要な職種です。常に患者や利用者に適した質の高いリハビリテーションを提供するために生涯学習が必要であり、それはセラピストの職業倫理の一つといえます。そのため、非常に勉強熱心なセラピストが多く、毎週のようにリハビリテーションのセミナーに顔を出している者も少なくありません。しかし、そのような勉強熱心なセラピストの中には、一向にリハビリテーションに関する評価や治療技術が向上しない者が多いことも現実です。なぜ、多くのセミナーに参加しているのに能力が向上しないのでしょうか？

セミナーは手段であって目的ではない

　セミナーを通じて素晴らしい知識や技術が学べるのは確かです。しかし、あくまでもセミナーは、目的を達成するための手段でしかありません。セミナーに参加しても知識や技術が向上しない人は、セミナーに参加することが目的になっている傾向が強く、どのような分野に強いセラピストになりたいのか？　自身のどのような課題を解決したいのか？　というセミナーに参加する目的が曖昧なことが多くみられます。

なぜ、セミナーに参加する目的の設定が必要であるか？

　漫画の事例では、患者のリハビリテーションがうまくいかないため、解決方法をセミナーに参加することで求めています。セミナーに参加すればするほど、利用者のリハビリテーションがうまくいくような錯覚に陥ります。また、セラピストによっては、セミナーに参加していること自体が、患者のリハビリテーションがうまくいかないことへの罪滅ぼしのような感覚に陥っている可能性があります。つまり、利用者のリハビリテーションを成功させることが目的だったのですが、次第にセミナーに参加することが目的となってしまった…という事例も少なくありません。従って、セミナーに参加する前には、参加の目的を明確にしておく必要があります。

日頃の内省が少ない人はセミナーに参加する目的が定まらない

　セミナーに参加する前に、自身のリハビリテーションにおける臨床や仕事に関するあるべき姿、目指すべき姿を明確にすることが重要です。そのためには、内省が重要です。「内省」とは普段の自分の行いを振り返り、そのことについてどのように感じ、どのような思いにかられ、どのような人物になりたいかなどを深く考えることです。知識だけでは立ち行かない矛盾に満ちた現場に身を置き、その中で葛藤を繰り返しながら自分なりの解決策を見いだしていくよう

な人々を「内省的実践家（reflective practitioner）」と称し、これらの職種にとって内省は極めて重要といわれています[14]。日頃より内省を繰り返している人は、仕事の意義や目的を意識するようになり、一つ一つの仕事が「単なる作業」になるのではなく、「大きな目的」を持ったものになり、仕事の質が上がります。

　例えば、脳卒中片麻痺患者の食事動作を安定させるために、座位の姿勢保持練習について内省を行った結果、「座位保持に必要な姿勢保持筋の筋活動の知識や骨盤帯や肩甲帯のハンドリングができていない」と強く感じたとします。この場合、すぐにセミナーに行くのではなく、運動学の教科書を復習することや同僚とハンドリングの練習をすることで内省を通じて感じた課題は解決できるかもしれません。しかし、内省をしなかった場合、「分からないことはセミナーで教えてもらおう。もし、うまくいかないなら、他のセミナーに行ってみよう」と安直に考え、いろいろなセミナーに参加する可能性があります。これこそ、まさにセミナー依存症なのです。自分自身で問題解決について深く考えないという習慣がついてしまう可能性があります。

内省の方法

　内省には次のような方法があります。
1．一日の終わりに、お風呂などのリラックスできる状況で自分の仕事や臨床を内省する
2．日記や SNS に内省の気持ちを記録する
3．信頼できる友人と内省を語り合う

　このような内省を行う時間を日々の生活に取り入れなければ、自身のリハビリテーションの課題が明確にならないだけではなく、その課題解決に対する当事者意識も少なくなることでしょう。セミナーに参加する前に、自身のリハビリテーションの課題について内省を繰り返すことをお勧めします。

参考文献

14）中原　淳，金井壽宏．リフレクティブ・マネジャー　一流はつねに内省する．光文社．2009

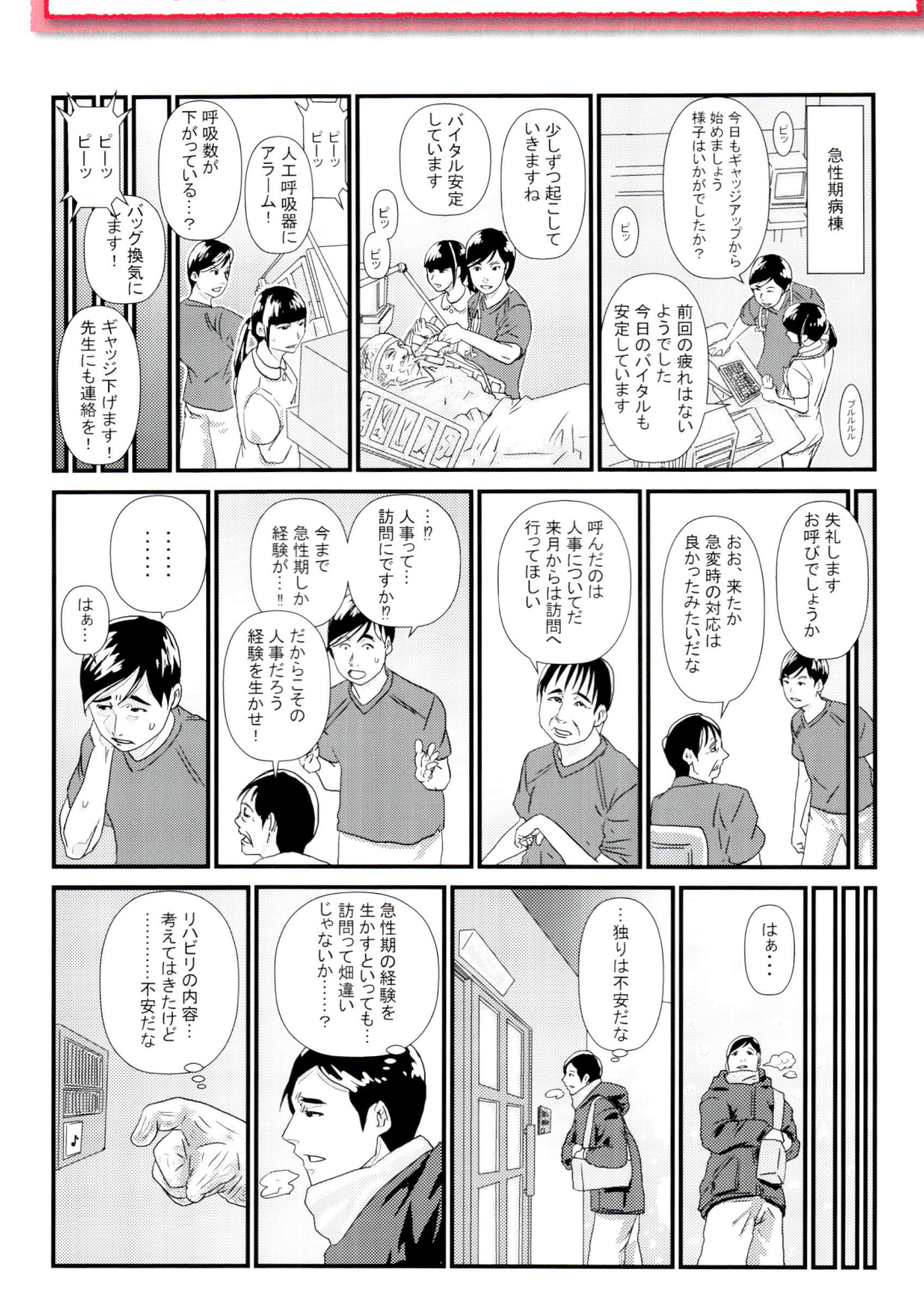

現在、8 割近くのセラピストが医療機関に勤めています[15]。しかし、団塊の世代が 75 歳を迎える 2025 年以降は在宅リハビリテーションの需要が急激に増えるため、在宅リハビリテーションを提供する介護保険事業所に勤めるセラピストが急増すると予測されます。また、高齢者が増加し、65 歳以下の若年層が減少する社会では急性期医療の需要は低下するため、急性期病床が縮小することも予測されます[16]。そのため、急性期を主体とする病院は、経営を維持するために在宅分野への進出が必要とされています。このような社会情勢や急性期病院の経営状況を考えると、今後、急性期病院に勤務するセラピストが訪問リハビリテーションなどの在宅リハビリテーションに携わっていくことが一般的なことになるでしょう。

しかし、漫画の事例のように急性期に勤めるセラピストは訪問リハビリテーションに苦手意識を持っていることが多くみられます。なぜならば、急性期病院で提供しているリハビリテーションの技術が訪問リハビリテーションでは、あまり役に立たないと考えているからです。それでは、本当に急性期のリハビリテーション技術は訪問リハビリテーションでは役に立たないのでしょうか？

訪問リハビリテーションでは急性期リハビリテーション技術が生かせる

多くのセラピストは訪問リハビリテーションというと、住宅改修、家屋評価、福祉用具、廃用症候群の予防、活動と参加をイメージすると思います。確かにこれらは訪問リハビリテーションを構成する大きな要素です。しかし、近年の訪問リハビリテーションの対象者は疾患が安定している慢性期の利用者だけでなく、中重度状態やターミナルステージの利用者も増えています。これは病院の在院日数短縮や在宅復帰が推進されていることが主な理由です。しかしながら、現在、訪問リハビリテーションでは中重度者やターミナルステージの利用者に対応できていないことが問題視されています（**図 6**）[17]。

中重度者やターミナルステージの利用者の ADL や QOL を高く保つためには呼吸、循環、褥瘡、嚥下、栄養などの評価や介入が必要となります。つまり、急性期から亜急性期の状態の利用者に日頃対応をしているセラピストの方が、むしろ中重度者やターミナルステージの利用者に対しては適切な対応ができる可能性が高いでしょう。また、このような状態の利用者のケアやリハビリテーションの過程では、レッドフラッグなどを呈することがあり、その場合、医師や看護師と早急な連携が必要となります。このような連携業務においては、急性期を経験しているセラピストの方が適切に対応できる可能性があります。

もちろん、福祉用具や住宅改修などの知識は訪問リハビリテーションには必要ですが、中重度者やターミナルステージの利用者に対応できることを考えると急性期経験者のセラピストには訪問リハビリテーションに携わる大きなアドバンテージがあるといえます。

従って、ぜひ急性期を経験しているセラピストもどんどん訪問リハビリテーションに携わっていただき、日本の訪問リハビリテーションの質を上げていただきたいものです。

1位	人工呼吸器管理・気管切開の処置
2位	その他
3位	がん末期の疼痛管理
4位	看取り期のケア
5位	インスリン注射以外の注射、点滴、中心静脈栄養
6位	吸入・吸引の管理
7位	認知症が重度
8位	浣腸・摘便
9位	人工肛門・人工膀胱の管理
10位	創傷処置

図6　訪問リハビリテーションでの対応が難しいもの

参考文献

15) 内山　靖. 医療従事者の需給に関する検討会　第1回　理学療法士・作業療法士需給分科会（第1回）資料. 厚生労働省. 2016

16) 中央社会保険医療協議会 総会（第373回）資料. 2017

17) 公益社団法人日本理学療法士協会. 訪問リハビリテーションと，訪問看護ステーションからの理学療法士等による訪問の提供実態に関する調査研究事業　調査報告書. 平成25年度老人保健事業推進費等補助金　老人保健健康増進等事業. 2014

研修の落とし穴
難しい内容は実践できない

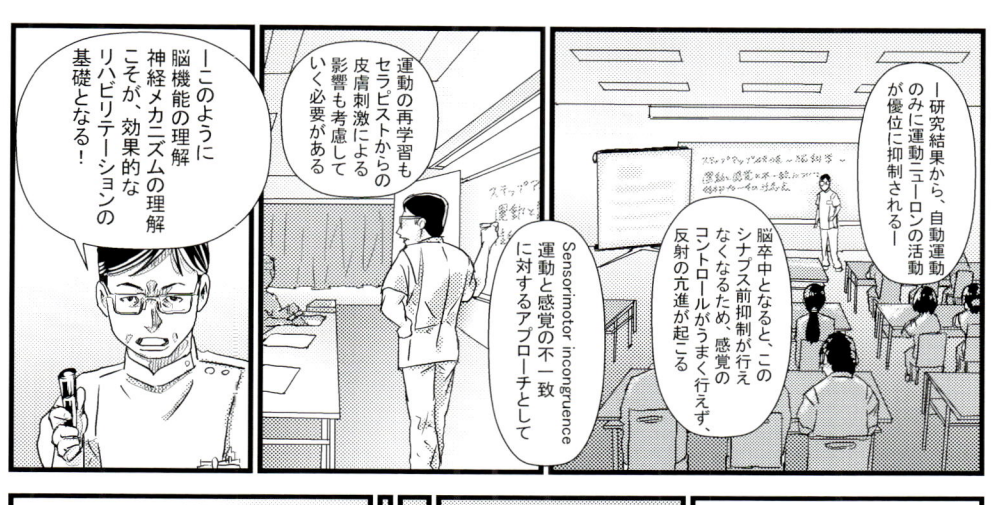

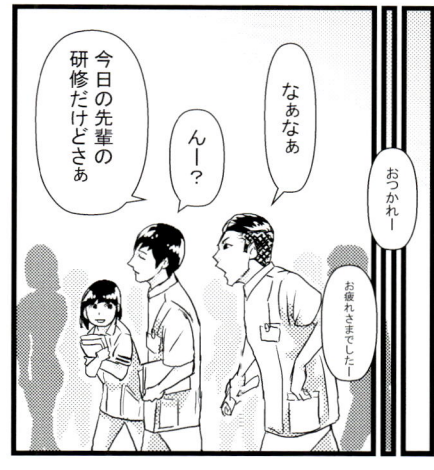

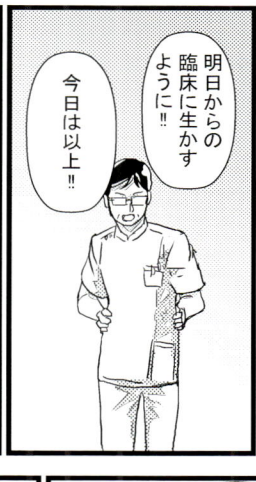

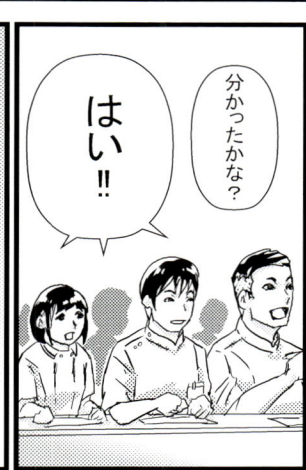

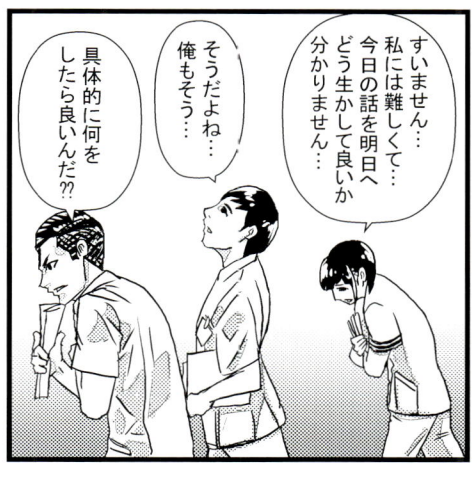

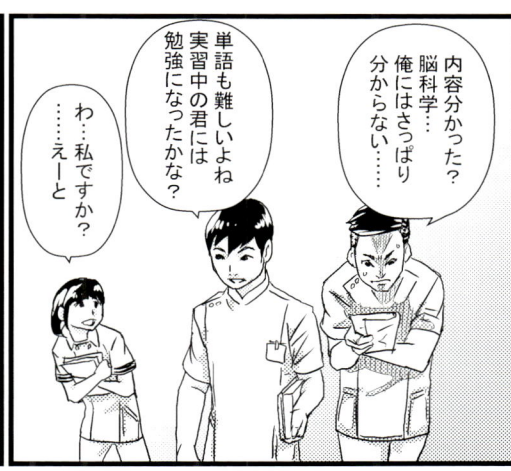

　セラピストは勉強熱心な人が多く、社内、社外を問わず研修会に多くのセラピストが参加しています。研修で取り扱われる内容も多種多様で、非常に高度な医学や科学に関する内容を提供する研修会もあります。しかし、漫画のような非常に内容が科学的で高度な知識を学ぶ研修においては、受講生が学んだことを臨床場面で実践ができないという事例がよく散見されます。リハビリテーションは医学ですので、当然、高度な知識が要求されるものですが、高度な知識を持ち合わせていることと、上手にリハビリテーションが提供できるかどうかは別問題です。漫画のような事例にならないためには、どのような研修を受けることが望ましいのでしょうか？　また、人に何かを教える立場として、どのような研修を行うべきでしょうか？

イノベーションのジレンマ

　イノベーションのジレンマとはクリステンセンが提唱した考え方で「企業が顧客の意見に耳を傾け、さらに高品質の製品サービスを提供することがイノベーションに立ち後れ、失敗を招くという概念」です[18]。分かりやすくいうと、顧客のニーズをしっかりと吸い上げ、サービスに反映させればさせるほど、顧客にサービスが受け入れられなくなり、そのサービスは立ち行かなくなるということです。なぜ、顧客のニーズに応えたのに、サービスが受け入れられなくなるのでしょうか？

　ニーズを強く訴える顧客はその商品やサービスを愛している人です。そのため、商品やサービスの高度化を要求してきます。例えば、家庭用ゲーム機を考えてみると分かりやすいです。初期モデルから現在のモデルの変遷を考えると飛躍的に画質は向上し、情報処理能力も向上しています。つまり、顧客の声を聴いていくとどんどん商品やサービスは高度化が進むことになります。高度化は一見聞こえが良いように感じますが、実はこの高度化に罠が仕掛けられています。

利用可能な水準を超えた製品やサービスは不要となる

　顧客の声を聴いて、製品やサービスの高度化をどんどん進めていくと、その製品やサービスは一部の熱烈なファンには支持されます。しかし、一般的な顧客にとってはあまりにも高度化、複雑化しているため、その製品やサービスの使用を遠ざけることになります。高画質で複雑な家庭用ゲーム機より、画質は普通で操作が簡便な携帯用ゲームが評価されている現象が当てはまります。

　セラピストに対する研修会にもイノベーションのジレンマの現象がよくみられます。漫画の事例のようにある分野に関する専門性が高い人が、その分野に興味を持つセラピストの意見に耳を傾けていくと、研修内容の高度化、複雑化が進んでいきその分野に精通をしていない大勢のセラピストが臨床での利用可能な水準を超えてしまいます。その結果、貴重な時間を使って

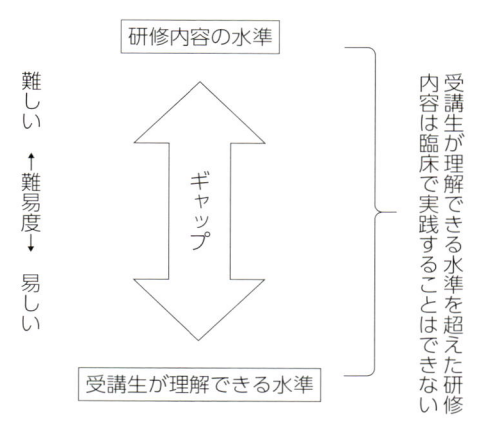

図7　研修内容と受講生が理解できる水準のギャップ

聞いた研修内容が次の日からの臨床で全く生かせず、むしろ、臨床を混乱させるだけになってしまうことがあります（**図 7**）。

　つまり、セラピストが研修会を有意義なものにするためには、セラピスト自身が理解でき、明日から具体的に何をすれば良いか分かる内容を受講することが大切です。当然、研修を受講しないと内容は明確には分かりませんが、事前に講師のキャラクターや評判などを調査しておくことは重要です。また、研修会の講師として活動する場合は、受講生が利用可能な水準を意識して講義を行うことが重要です。専門的な話を聞きに来ている学会とは違い、明日から臨床で使えることを目的にしている研修会では特段の配慮が必要といえるでしょう。

参考文献

18）クレイトン・クリステンセン．イノベーションのジレンマ―技術革新が巨大企業を滅ぼすとき．（Harvard Business School Press）．翔泳社．2001

15 心身機能 vs 活動・参加という不毛な対立

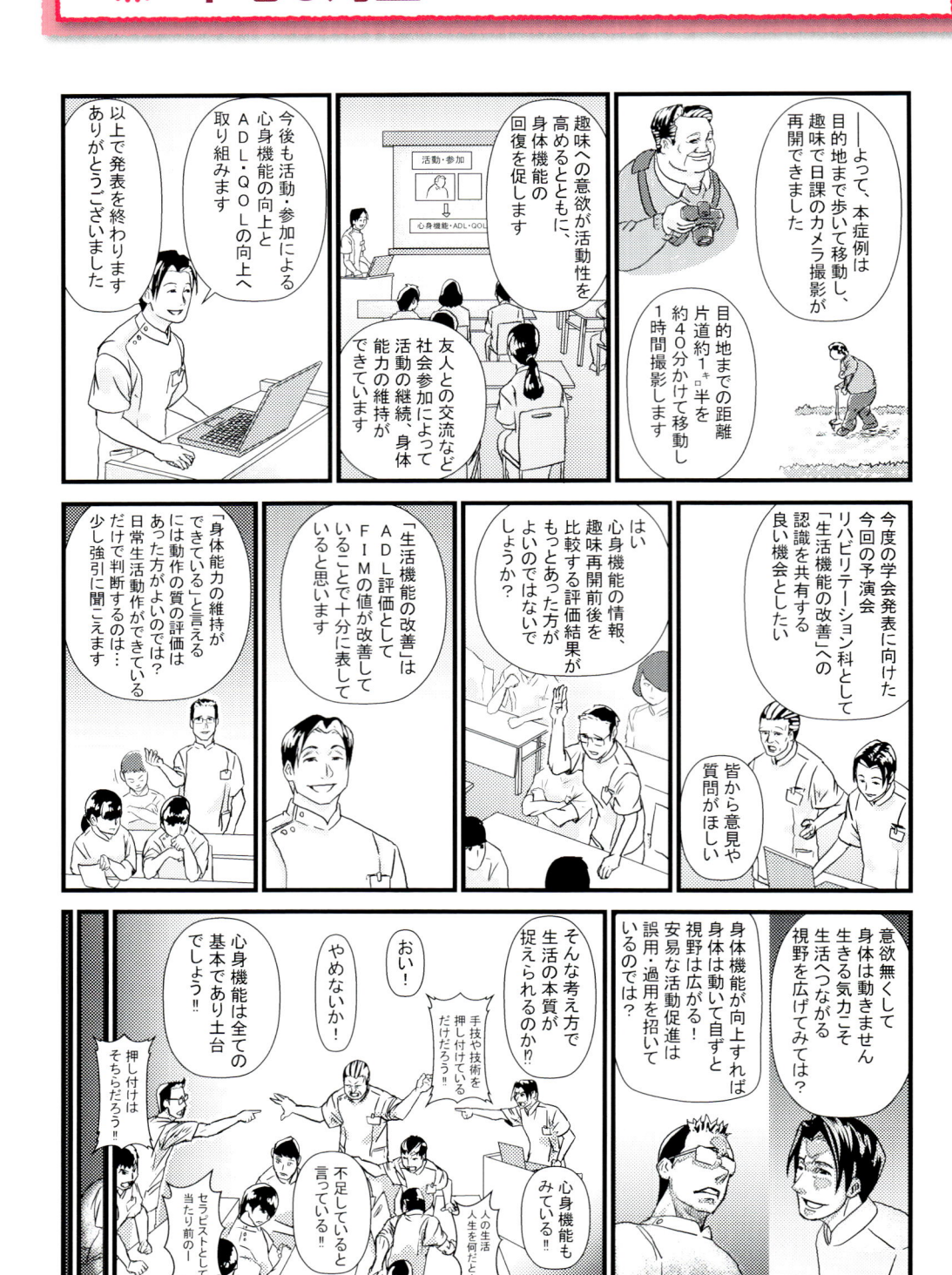

　2015年度介護報酬改定にて活動と参加に焦点を当てたリハビリテーションの推進が行われ、活動と参加が急速に注目されるようになりました。現在、厚生労働省は「心身機能、活動と参加の要素にバランス良く働きかける効果的なリハビリテーション」を推進したいと考えています（**図8**）[19]。この政策の推進により、医療や介護の現場では漫画の事例のような心身機能を重視するセラピストと活動と参加を重視するセラピストの対立が散見されるようになりました。セラピストとしてリハビリテーションの業務に従事していると必ずといってよいほど、心身機能、活動、参加のバランスに悩み、そして、セラピスト間の対立に巻き込まれます。このような問題を乗り越えるためには、心身機能、活動、参加の関係性を正しく理解する必要があります。

「活動」と「参加」に焦点を当てたリハビリテーションとは何か？

　2014年度に厚生労働省の諮問会議である「高齢者の地域におけるリハビリの新たな在り方検討会」が開催され、現在のリハビリテーションの提供内容について議論が行われました。会議においては、「心身機能に偏ったリハビリテーション」が提供されていると指摘されました。2015年3月に発表された同会議の報告書では「利用者の多様なニーズにもかかわらず、通所リハビリテーション、訪問リハビリテーションでは、医療におけるリハビリテーションにおいて主に実施されるような、身体機能に偏ったリハビリテーションが実施されがちである。これ

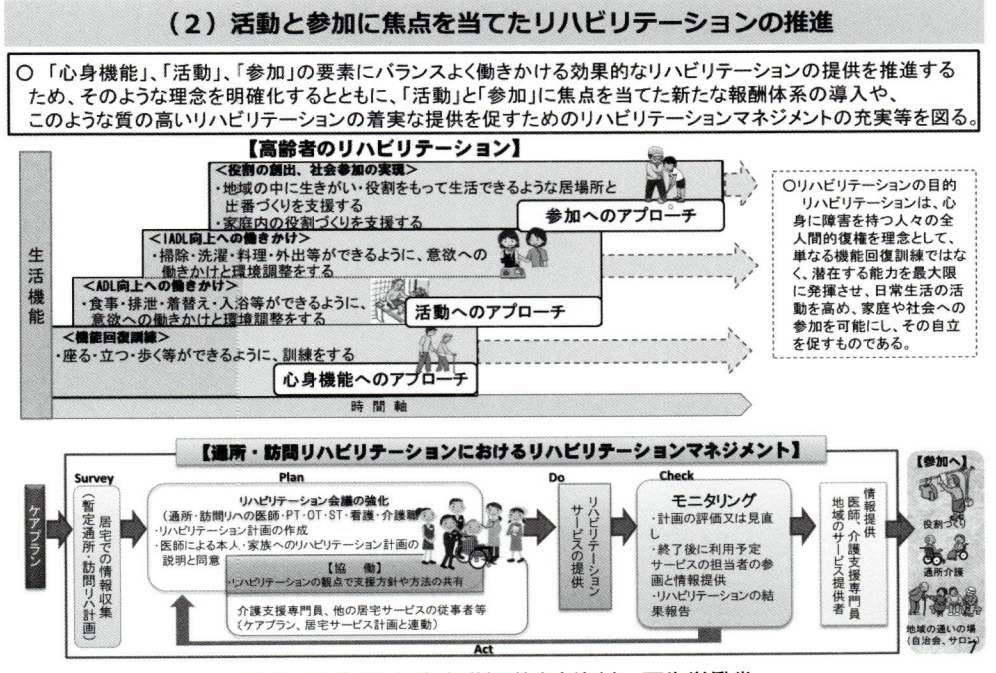

図8　平成27年度介護報酬改定資料　厚生労働省

に対し、「活動」や「参加」などの生活機能全般を向上させるためのリハビリテーションの実施度合いが低く、介護におけるリハビリテーションとしてのバランスのとれた構成となっていない」と記載され、心身機能中心のリハビリテーションが批判されました[20]。

　「6　PT・OT・ST のわがままリハビリテーション」で述べたように、生活機能は、「心身機能・構造」と「活動」と「参加」の相互作用により成り立ちます。そのため、リハビリテーションは「心身機能・構造」と「活動」と「参加」に対してバランスよく働きかけを行う必要性があるのです。

　ここで一点注意しなければならいことは、「心身機能」の重要性が否定されたわけではないことです。むしろ、心身機能の向上はリハビリテーションの重要な部分であることは間違いないといえます。セラピストに求められるのは「心身機能・構造」と「活動」・「参加」を有機的に統合させる働きかけです。

　心身機能を改善させるためには、患者の個別性とエビデンスに基づく集中的な治療的介入が必要です。生活期の患者であっても、定期的に医師の診察を受けて、投薬などの積極的治療を受け「心身機能」を保ちます。リハビリテーションでも同様に「心身機能」をよりベストな状態に保つことが重要です。なぜならば、「心身機能は」は「活動」・「参加」を保証する上で重要な要素だからです。体調が悪い、痛みがある、筋力低下がある状態では「活動」「参加」に一定の制限が生じるのも事実です。

　また、現在は「活動」・「参加」への働きかけが必須となったことから、「心身機能」へのリハビリテーションが提供できる時間が短くなりました。そのため、今まで以上にセラピストとしての治療スキルが求められる状況になったといえます。

　これからのセラピストは
　①「心身機能・構造」のスペシャリスト
　②「活動」・「参加」をコンサルテーションできるジェネラリスト
の二つの役割が期待されています。漫画の事例のように心身機能、活動と参加のどちらかに偏った立場ではなくスペシャリストとジェネラリストの両面を追求し、実践できるようになることが重要です。

参考文献

19）平成 27 年度介護報酬改定について. 厚生労働省. 2015
20）厚生労働省老健局. 高齢者の地域における新たなリハビリテーションの在り方検討会　報告書. 厚生労働省. 2015

キャリアの不安を乗り越えろ

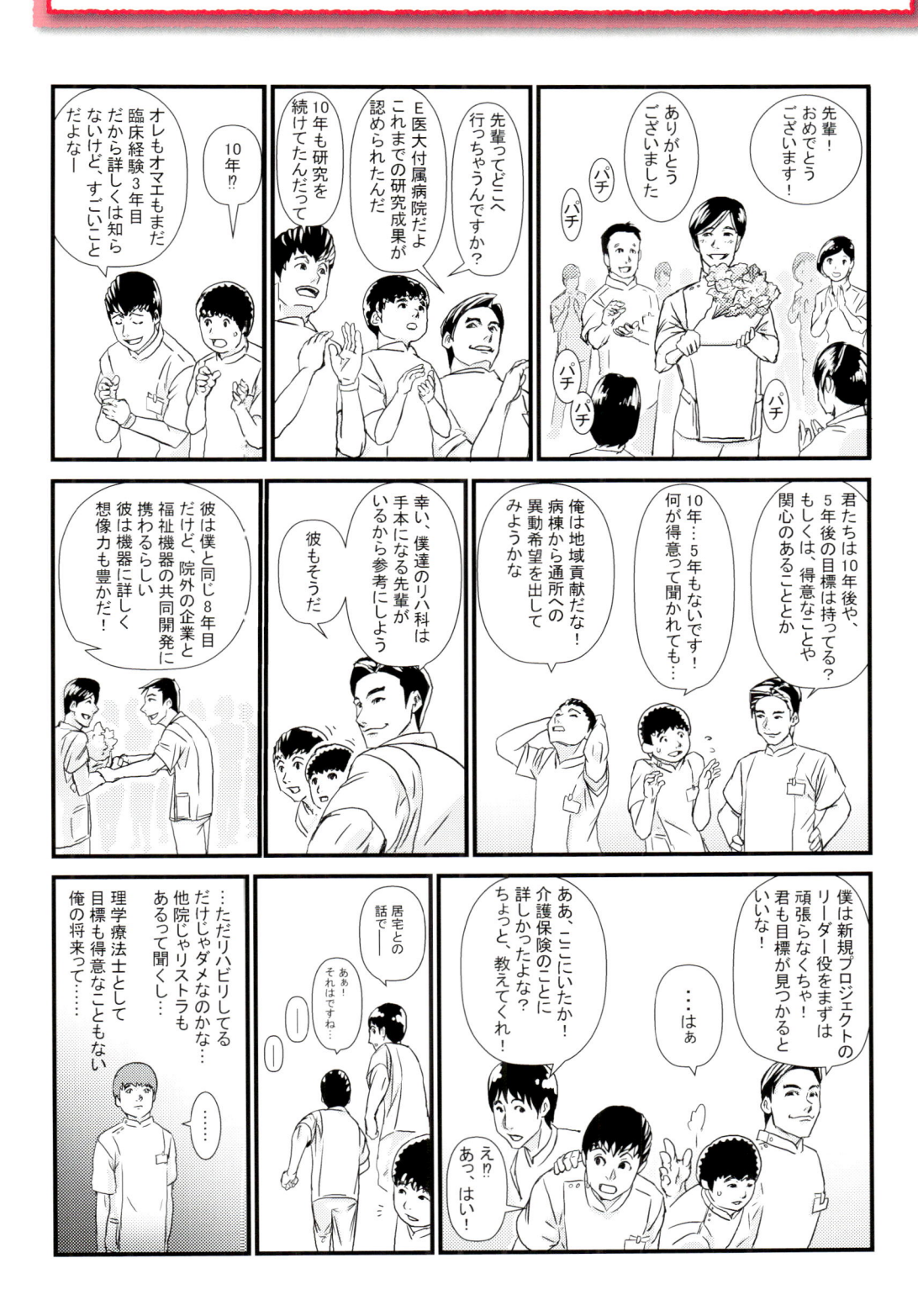

　なぜ、セラピストのキャリア・デザインが必要なのでしょうか？　リハビリテーションにおけるアウトカム向上への期待、在宅医療へのシフト、非正規雇用の増加などの働く環境の変化が起こり、多くのセラピストが今後の仕事に対して不安を感じている時代になりました。また、日本経済や社会保障費の状況を考えるとセラピストの給与が上がる可能性は極めて難しいでしょう。さらに、理学療法士は年間 1 万人以上、作業療法士は年間 5 千人以上増加し、過剰供給による「資格の価値」の低下も懸念される状況です。このような背景から、現代に働くセラピストの多くは、5 年後の自分の生活を想像することすら難しくなっています。

　このように環境変化が激しい社会においては、終身雇用のような安定した一つの組織でキャリアを発展させることは難しくなり、これからのセラピストは職場や仕事内容を変えることが当たり前となるでしょう。

▌セラピストのキャリア・デザインの主体は組織から個人へ

　今後、セラピストを取り巻く労働環境は、ますます流動的となりキャリア・デザインの主体は組織から個人へシフトしていくでしょう。そのため、セラピストは「環境変化が著しい仕事人生をいかに乗り越えるか」という技術が必要となり、自分の人生をデザインする力が求められています。

　特に経験年数が 5 年から 10 年ぐらいのセラピストにはキャリア・デザインが重要です。なぜならば、セラピストとして仕事を始めて 5 年から 10 年ぐらいで多くの人はキャリアの転換期を迎えるからです。この時期は給与が上がりにくくなる、結婚をしたが生活が心配である、親の介護をしなければならない、職場の同僚が実力を認められ社会で活躍しているなどのさまざまなイベントや気持ちの変化が起こりやすいものです。このような人生の節目で何の行動も起こさずに漫然と仕事をしていると環境の変化に巻き込まれ、全く望んでいない働き方をしなければならないという最悪の事態になる可能性もあります。

　キャリア・デザインの意識なしに仕事をするのは、地図や羅針盤を持たずに砂漠を歩くのと同じです。セラピストにとっては自分の人生をどのようにデザインするか？　を真剣に考えなければならない時代が到来しています。

▌キャリア・デザインでは過去と現在を大切にする

　キャリア・デザインとは、一言で説明すると、「今まで歩いてきた道を省みて、これからの自分の道を主体的に選択し歩いて行く」こととなります。実は、人は未来のことばかりを考えてしまいますが、キャリア・デザインで最も大切なことは過去と現在です。

　過去の自分の歩いてきた道のりを省みたときに、自分は何を大切に生きてきたのか？　自分は何を拒絶し、何を受け入れてきたのか？　を感じることで、自身の価値観が明確になります。

その価値観を満たすために、現在何をするべきかを考えるとおのずと未来の目標が決まります。よく未来の目標のために現在の時点で自分自身に辛く、しんどい目標を設定する人がいますが、そのような方法は長続きしません。苦痛・きつい・しんどいという感情は、決して自分自身の価値観を満たすものにはならず、モチベーションが続く可能性は低いでしょう。

　まずは、自分自身の価値観を満たすことに挑戦する姿勢が大切です。例えば、作業療法士として働いてきた道のりを考えた場合、在宅における自立支援を行ってきたことが最も楽しく、やりがいを感じたことだとします。そして、在宅の自立支援にもっと取り組みたいという価値観が生まれたとします。その場合、現在取り組むべきことは、担当患者の在宅復帰後の自立支援への取り組みや介護施設と連携をした自立支援の評価やモニタリングを行うことなどになるでしょう。これらのことに継続的に取り組めば、在宅における自立支援のノウハウが蓄積し、作業療法士の労働市場における競争優位性を高める可能性が高まります。また、自身の価値観に基づく仕事は「やらされている仕事」ではなく「自らが能動的に取り組んでいる仕事」であるため、高いモチベーションを維持することができます。高いモチベーションで仕事に取り組めば、成果も出しやすくなりますので周囲から評価される可能性も高いでしょう。そうすれば、おのずと将来の展望も開け、キャリア・デザインが円滑に進むことになります。今の状況に焦るのではなく、自身の過去を振り返り、自身の価値観を明確にして、現在の行動に生かしていく。このことがキャリア・デザインでは大切です。

第3章

運営・経営編

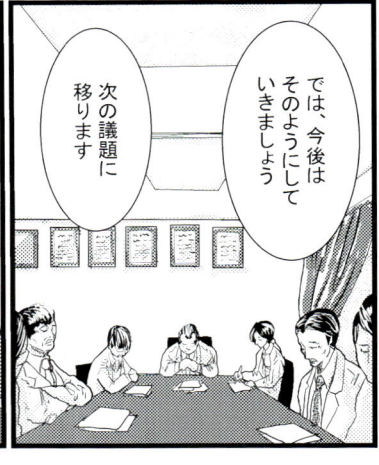

では、そのようにしていきましょう

次の議題に移ります

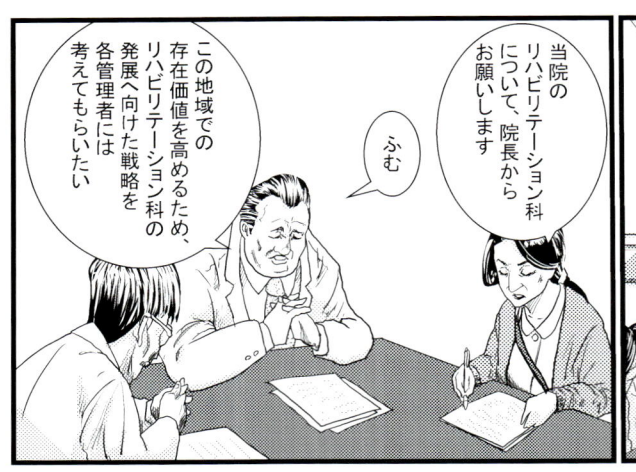

当院のリハビリテーション科について、院長からお願いします

ふむ

この地域での存在価値を高めるため、リハビリテーション科の発展へ向けた戦略を各管理者には考えてもらいたい

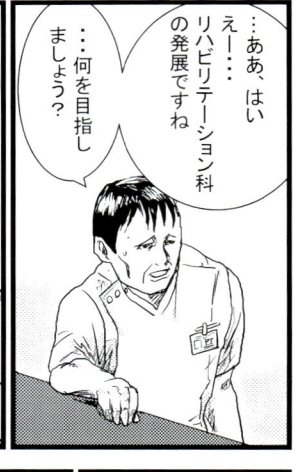

…ああ、はい　えー…リハビリテーション科の発展ですね

…何を目指しましょう？

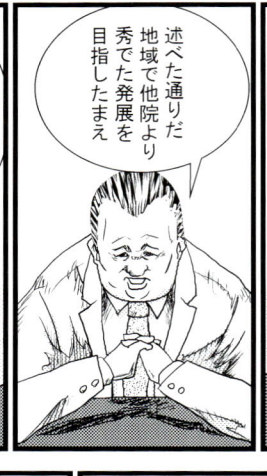

述べた通りだ　地域で他院より秀でた発展を目指したまえ

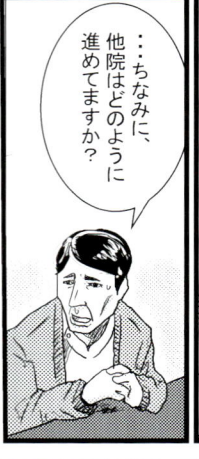

…ちなみに、他院はどのように進めてますか？

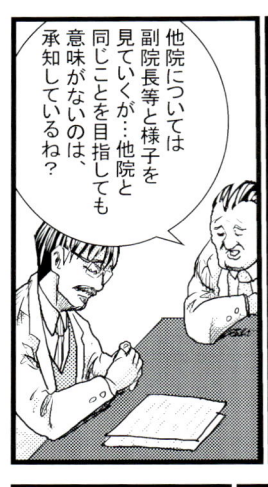

他院については副院長等と様子を見ていくが…他院と同じことを目指しても意味がないのは、承知しているね？

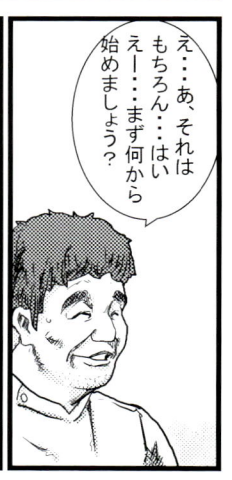

え…・あ、それはもちろん…・はい　えー…・まず何から始めましょう？

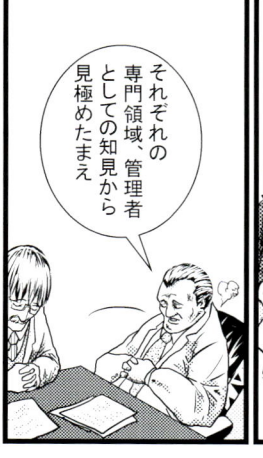

それぞれの専門領域、管理者としての知見から見極めたまえ

この議題については以上　では、各々よろしく

…・

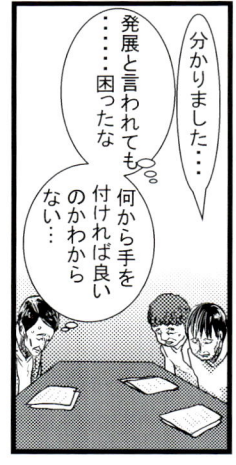

分かりました…

発展と言われても…・困ったな　何から手を付ければ良いのかわからない…

　近年、医療や介護においてリハビリテーション部門は重要な役割を果たすようになり、多くの医療機関や介護事業所では組織としてリハビリテーション部門が存在しています。今や 10 人から 50 人程度のセラピストが所属するリハビリテーション部門も珍しくなく、運営や経営にも大きな責任を担っています。リハビリテーション部門の運営が医療機関などの経営に影響を与えることから、同部門には経営や運営の戦略が必要とされています。しかし、漫画の事例のように戦略を明確に定められないリハビリテーション部門が散見します。戦略を決めろと言われても、何から手を付けて良いのかわからない管理職の方は多いのではないでしょうか？ どのようにすれば、戦略を決めることができるのでしょうか？

戦略の方程式

　戦略＝ビジョンー現状　という方程式が成り立ちます。戦略とはビジョンから現状を差し引いたギャップの中に存在します。ギャップを埋めるために行うべき行動が戦略といえます。言い換えれば、ビジョンが決定できない、現状を評価できない状況では永遠に戦略は決定しません。

　ビジョンとは、どのようなリハビリテーション部門になりたいのか？　ということです。ビジョンを明確にすることにより得られる最大の効果は現状の組織とのギャップが明確になることです。ビジョンの事例としては、地域 No.1 の ADL の改善を目指す、在宅復帰率の高い施設になる、臨床・教育・研究の三つに取り組むリハビリテーション部門などが挙げられます。このようにビジョンとは昕確にあるべき姿を言葉で明示するものとなり、このビジョンが曖昧な状況では戦略を立てることは不可能といえます。

　また、現状についての評価も重要となります。ビジョンと現状のギャップを抽出するためには、精度の高い現状の評価が重要です。組織の現状を正しく評価するためには、心を鬼にして厳しく現状を分析することが大切です。組織の現状を甘めに見積もっては正しい戦略は立案されません。

　漫画の事例では、「リハビリテーション科の発展」というビジョンが語られていますが、発展の定義が極めて曖昧です。抽象度が高すぎるビジョンは結局何をすれば良いか分かりませんので、このような状況ではいつまでたっても戦略が生まれることはないでしょう。従って、管理者の方はどのようなリハビリテーション部門にしたいのか？　というビジョンを明確にすることが先決です。また、経営上層部としっかりと意思疎通をして経営者や法人の意向を踏まえたビジョンを策定することで、法人からも理解が得られ戦略が立てやすくなります。

変化を嫌うリハビリテーション部門

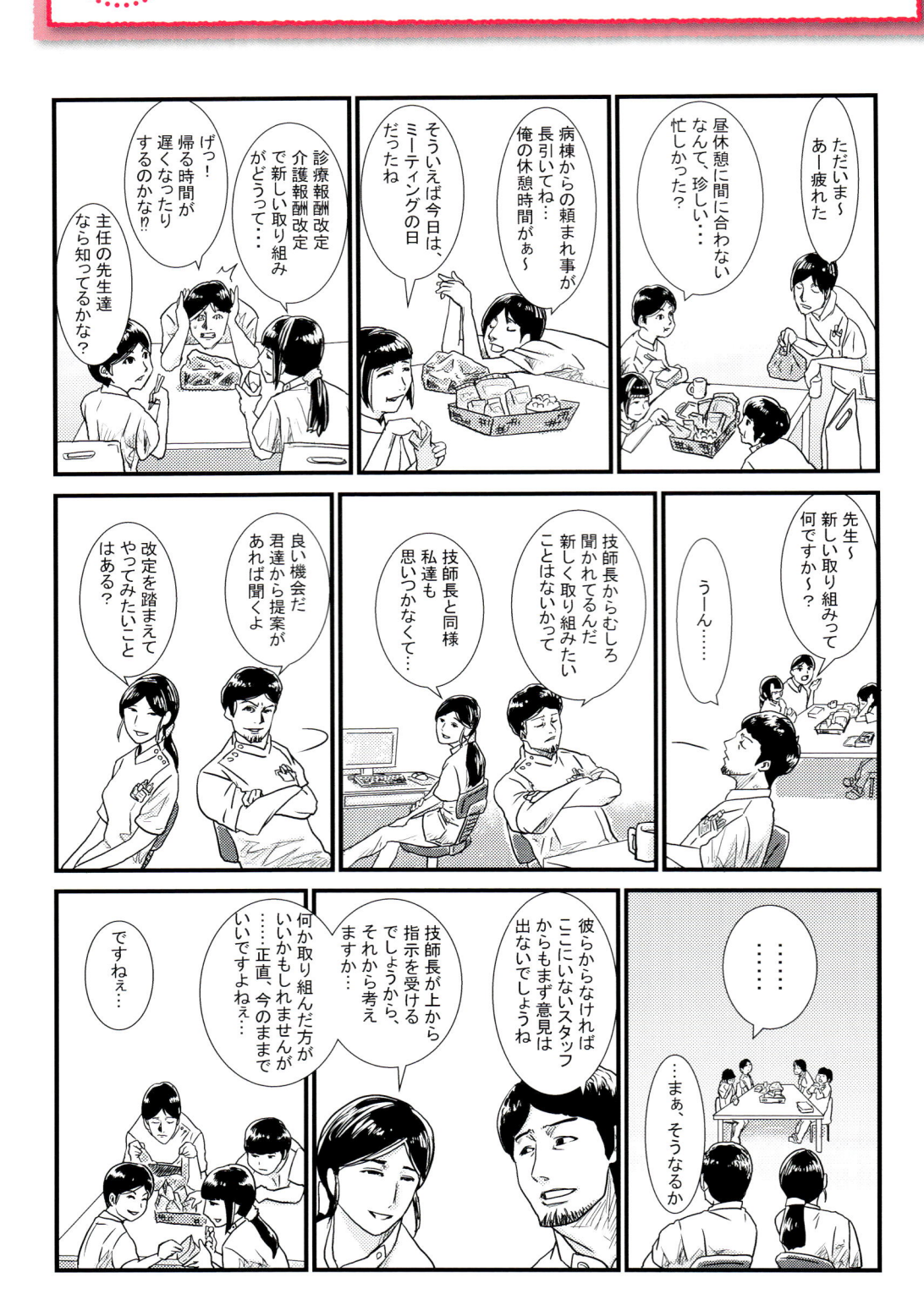

　診療報酬改定は 2 年に 1 回、介護報酬改定は 3 年に 1 回行われます。セラピストは医療保険、介護保険からの売り上げから自らの給与を得ていることから、医療や介護に関する制度改定には敏感でなくてはなりません。しかし、セラピストのそれらに対する情報感度は低く、リハビリテーション部門が改定に対応するための行動を起こそうとしても、円滑に物事が進まないことを散見します。しかし、医療保険や介護保険の制度改定への対応ができなくては、収益が悪化し、さらに顧客から見放されるなどの問題が生じ、リハビリテーション部門の存続が危ぶまれます。

　しかし、一方で世の中には医療保険や介護保険の改定や社会の変化にいち早く対応できるリハビリテーション部門もあります。そのようなリハビリテーション部門は収益性も高く、顧客からの評価も高いため社内や地域で高い存在感があります。

　このような変化が遅い部門と速い部門の差は何でしょうか。また、どのようにリハビリテーション部門をマネジメントすれば、医療保険や介護保険の改定あるいは社会の変化に柔軟に対応できる部門を作ることができるのでしょうか？

活用型組織と探索型組織

　組織を分類する考え方として、「活用型組織」と「探索型組織」があります[21]。それぞれの組織は次のような特徴を有しています。

活用型組織

　既存の知識に改良を加え、有効に利用していくことを重視する組織
例：今行っているリハビリテーション業務をより質の高いものにしていく組織

探索型組織

　組織が保有する知識の範囲を拡張していくことを重視する組織
例：今行っているリハビリテーション業務とは質の異なるものを求めていく組織

　多くのリハビリテーション部門は活用型組織となっており、今行っていることをより良くしていくことに興味があります。これは理学療法士、作業療法士、言語聴覚士が技術系の専門職であり、自らの技術を高めていきたいという志向があることが大きく影響しています。活用型組織は今の業務をより質の高いものにしていくという点で優れていますが、自らの技術や手法に拘る傾向があるため、組織を取り巻く環境の変化に対応できない側面があります。

　探索型組織は常に新しいことに取り組むイノベーション志向が強い組織です。制度や社会の変化に対応することや今までになかったものを生み出すことに興味がある組織です。しかし、イノベーションが成功し、組織に利益をもたらすにはそれ相応の期間が必要となります。その

ため、概して組織は直ちに利益に結び付かない探索型組織よりも、短期的な利益を求める活用型組織になる傾向が強くあります。その結果、イノベーションを起こせない組織となります。マーチはこの現象を学習の近視眼（myopia）と呼んでいます[22]。近視眼なリハビリテーション部門では現状の組織のやり方を超えるイノベーションを実現することができずに、組織は衰退していくでしょう。診療報酬改定や介護報酬改定などの激しい環境変化に対応し、組織を成長させていくためには組織に探索型組織としての性質を有しておくことが重要です。探索型組織を作るための方法としては以下のものがあります。

①組織の考え方とは違う異質なるセラピストを採用する
②多様な意見を尊重することを部門長が宣言する
③セラピストの情報感度を高めるため、日頃より社会情勢に関する情報を提供する
④リハビリテーション部門の経営や運営に関する事業本部を設置する

参考文献

21）ガース・サローナー，アンドレア・シェパード，ジョエル・ポドルニー．戦略経営論．東洋経済新報社．2002
22）March JG. Exploration and exploitation in organizational learning. Organization Science 2（1）. 1991. pp71-87

利用者が増えない原因の一つは認知度の低さである

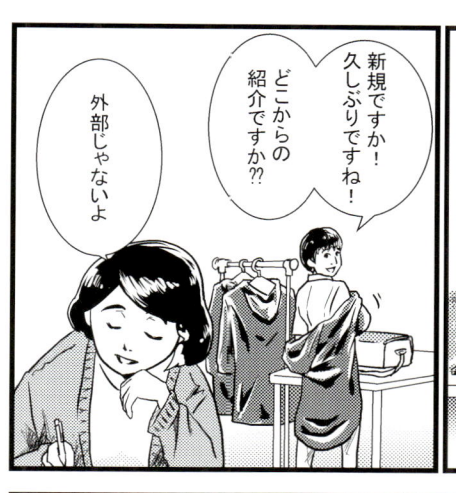

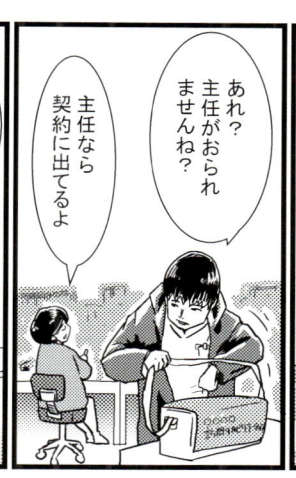

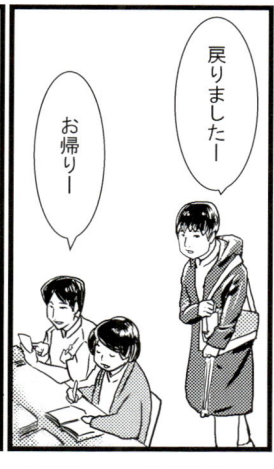

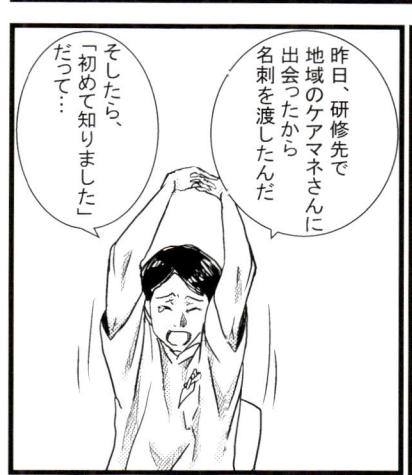

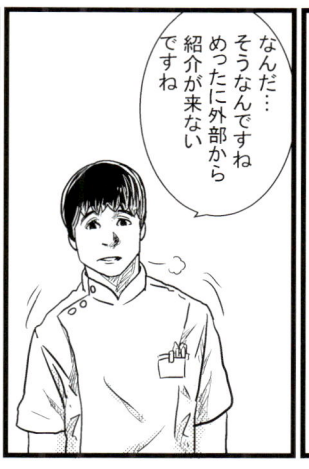

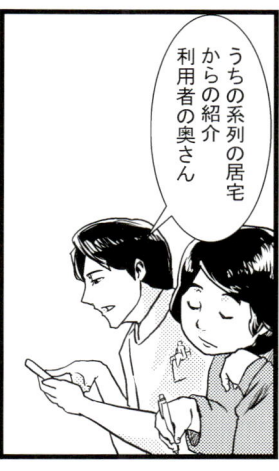

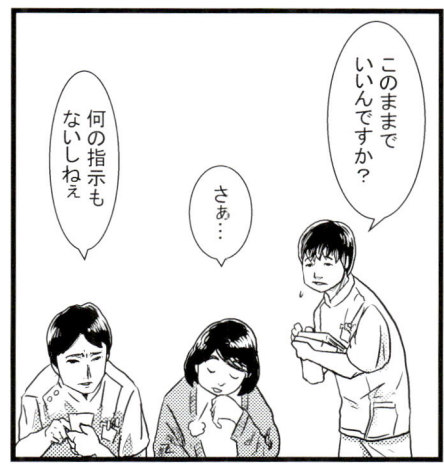

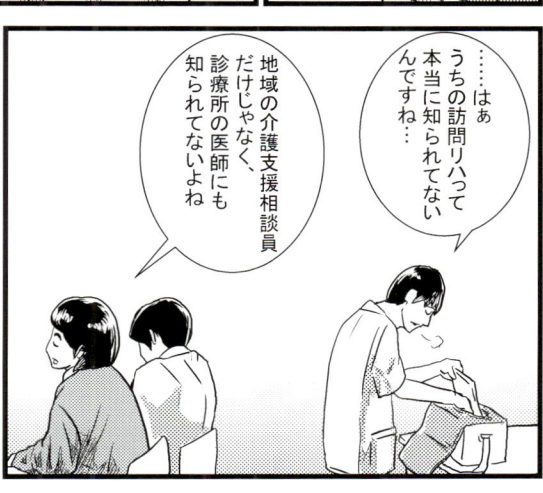

　医療機関や介護事業所の経営を安定させるためには利用者の増加が必要です。利用者を増加させる方法として、新規利用者の獲得と継続利用者の確保が挙げられます。この二つは利用者の増加に必要な要素ですが、漫画の事例のように新規利用者が少ない場合、当然、継続利用者を確保できないため、全く利用者が増えないことになります。従って、まずは新規利用者を獲得できる仕組み作りが重要となります。

マーケティングと AIDMA（アイドマ）モデル

　利用者を獲得する取り組みは一般的に「マーケティング」と呼ばれます。「マーケティング」とは、「消費者の求めている商品・サービスを調査し、供給する商品や販売活動の方法などを決定することで、生産者から消費者への流通を円滑にする活動」のことです[23]。このようにマーケティングとは幅広い概念となりますので、ここではマーケティングの一部分である営業活動について考えてみましょう。営業活動は消費者に商品やサービスを買ってもらうための取り組みとなります。従って、営業活動とは消費者が商品やサービスを購入したくなる心理状態に誘導することと言っても良いでしょう。この消費者の心理プロセスを示すモデルに AIDMA（アイドマ）の法則というものがあります（**図 9**）[24]。Attention（注意）→Interest（関心）→Desire（欲求）→Memory（記憶）→Action（行動）の頭文字を取ったものでローランド・ホールが提唱しました。消費者があるモノやサービスを知り、購入に至る心理プロセスを説明しています。このモデルの最初は Attention（注意）であり、あるモノやサービスの存在を知るという認知段階を示します。つまり、認知段階で注意を傾けてもらえなければ、モノやサービスの存在を知らないわけですから、購入に至ることがないわけです。漫画の事例では、訪問リハビリテーション事業所のことを誰も知らないわけですから、利用者の紹介があるはずもありません。

Attention で取り組むべきこと

　営業方法の基本的な流れは、「まず始めに事業所の認知度を上げる活動を行い、その次に信頼度を上げていく活動を行う」となります。最初に行うべきことは周囲の医療機関、介護事業所、

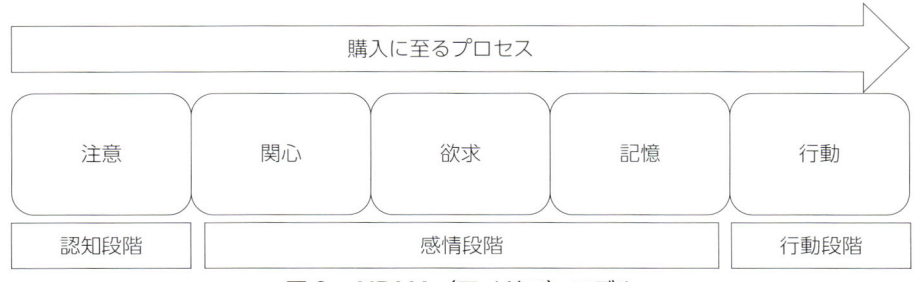

図 9　AIDMA（アイドマ）モデル

居宅介護支援事業所に対し、事業所の情報を伝えることです。伝える手段は、挨拶回り、地域会合への出席、文書の送付の方法で十分です。この段階では、いわゆる「売り込み感」の強い営業は禁物です。「売り込み感」は相手の印象を悪くします。第一印象の悪さを挽回することは困難ですので、初期の営業活動は事業所の場所、基本サービスの内容などの一般的な情報の提供だけにとどめ、質問があればお答えする程度で構いません。

　また、ホームページは非常に重要な広報活動におけるツール（道具）です。一昔前まではホームページには、介護事業所の住所、サービス内容、地図などの情報のみが掲載されているものが多く、介護事業所の理念や詳細なサービス内容が分かるものは少ない状況でした。今後、介護サービスの対象者である団塊の世代は、パソコンやスマートフォンを使える人が大多数を占めます[25]。また、団塊の世代の子供である団塊ジュニアもパソコンやスマートフォンを使いこなします。従来、医療や介護サービスについての情報は、利用者間の口コミやケアマネジャーからの情報提供により得ていましたが、今後はパソコンやスマートフォンを使い、インターネットを通じて情報を得ていくことが圧倒的に多くなってくると予想されます。従って、前述したような介護事業所の住所、サービス内容、地図などの事務的な内容だけを掲載しているようなホームページでは、介護事業所の魅力が全く伝わらないため、利用者から事業所に対して興味を示してもらうことは難しいといえます。

　ホームページでは、事業所の理念、取り組み内容、取り組みの成果、職員のプロフィール、サービス対象利用者など事業所の特徴が明確に分かる情報を掲載するべきです。例えば、「ADL の改善率」「職員研修の様子」「理学療法士の専門性」などを掲載すれば、事業所の魅力を伝えることができるでしょう。

参考文献

23）松村　明（編）. 大辞林 第三版. 三省堂. 2006
24）堀眞由美. 消費社会の変遷と消費行動の変容. 中央大学政策文化総合研究所年報（17）. 2013. p144
25）平成 29 年版情報通信白書. 総務省
　　http://www.soumu.go.jp/johotsusintokei/whitepaper/ja/h29/html/nc262120.html
　　（2018 年 4 月 19 日閲覧）

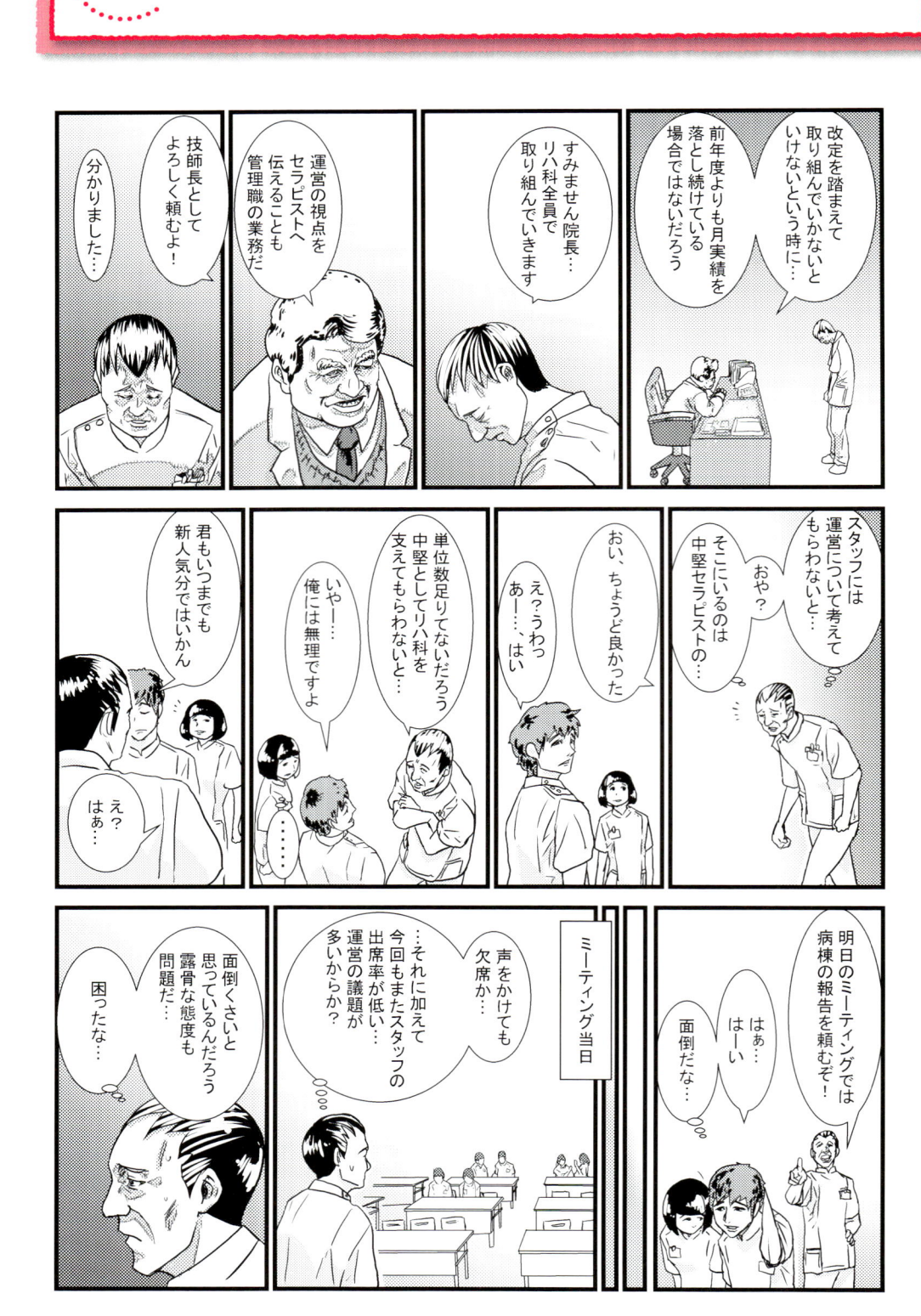

　一昔前と比べて、現在のリハビリテーション部門の管理職は経営や運営の責任を背負っています。地域包括ケアシステムが推進される現代において、リハビリテーション部門が担う役割は重責です。しかし、多くの管理職の方は漫画の事例のように院長や経営者と部下との板挟みになっています。上からは、数字を改善しろ、運営を見直せと言われ、下からは、これ以上の単位取得は無理だ、忙しくて新しいことはできませんと言われる・・・。管理職だけで、リハビリテーション業務を遂行することは不可能であり、部下の協力がなければ運営はできません。部下の協力なくして、リハビリテーション部門の運営が改善することはあり得ません。なぜ、部下のセラピスト達は経営や運営に非協力的なのでしょうか？

多くのセラピストにとって経営や運営は他人事である

　近年、医療機関や介護事業所の倒産件数は増加しています[26]。特に、介護事業所と診療所の倒産件数の増加が目立ちます。年々、事業所や診療所が増加しているため、競争が激しくなり倒産するケースが増えており、「少し競合が増えるだけで倒産するような診療所や介護事業所が増えている」といえるでしょう。2010 年ぐらいまでの倒産の原因は、多角経営の失敗、設備投資の失敗でしたが、近年は経営環境の悪化に対応できなかったための業績不振が主な原因です。

　医療機関や介護事業所の経営や運営を支えているのは間違いなく現場で働く従業員です。従って、その従業員の経営参画の意識なしに今後の医療機関・介護事業所は生き残ることは不可能です。環境変化の激しいこれからの時代においては「従業員への経営参画意識の向上」が最大の経営課題といっても過言ではないでしょう。

　しかし、セラピストにとって病院・診療所・介護施設の経営は他人事であるのが実情です。リハビリテーションの国家資格を取得した時点で、あくまでも「自分の専門性を発揮することが自分の仕事」と考えているセラピストがほとんどです。従って、原則、従業員であるセラピストはリハビリテーション部門の経営や運営に全く興味がなく、経営や運営は他人事であるという前提に立ち、マネジメントを行っていく必要があります。

　マネジメントにおいては、従業員にはリハビリテーション部門の経営や運営は他人事ではなく、自分事であるという認識を持ってもらうことが重要となります（**図 10**）。つまり、オーナーシップを高める必要があります。「オーナーシップ」とは、個人と組織、個人と仕事との関係を示す概念で、担当する仕事を"自分自身の課題"と主体的に捉え、強い情熱と責任感を持って取り組む姿勢のことです[27]。オーナーシップを高める方法として次のようなものが挙げられます。

①経営や運営に関する理解の水準を採用条件の一つとする
②日頃より経営指標や統計を公表し、組織の現状に対する問題意識を喚起する

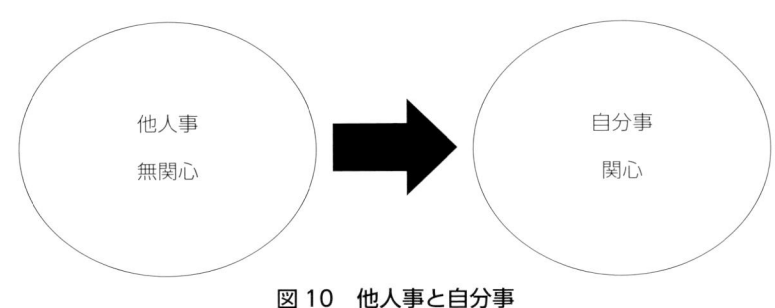

図 10　他人事と自分事

③管理職がリーダーシップを発揮し、率先垂範で経営や運営の改善に努める
④リハビリテーション技術だけではなく、マネジメントに関する研修を提供する

　特に、マネジメントに関する研修では次のような内容を取り扱うことで、従業員のオーナーシップが高まります。
①診療・介護報酬改定に合わせたセラピストのキャリア戦略
②リハビリテーション業務とキャリアアップの関係性
③マネジメント能力の高いセラピストが必要とされている社会情勢
　研修を通じて「運営や経営」にはキャリアを磨くことができる要素がたくさんあると伝えることが重要です。

　このような取り組みを通じて、会社と従業員が一体感を持っている組織文化を作る必要があります。オーナーシップを高めることなく、従業員に経営や運営に協力してほしいと懇願しても従業員の協力は未来永劫得られないでしょう。だって、セラピストにとって経営や運営は他人事なのですから。

参考文献

26）［2017 年（1-12 月）］「医療，福祉事業」の倒産状況（2017 年 12 月 29 日現在）．東京商工リサーチ
　　http://www.tsr-net.co.jp/news/analysis/20180105_01.html
　　（2018 年 4 月 19 日閲覧）
27）ジェームス・L・ヘスケット，W・アール・サッサー，ジョー・ホイーラー．OQ（オーナーシップ指数）―サービスプロフィットチェーンによる競争優位の構築．同友館．2010

組織間の対立を防げ

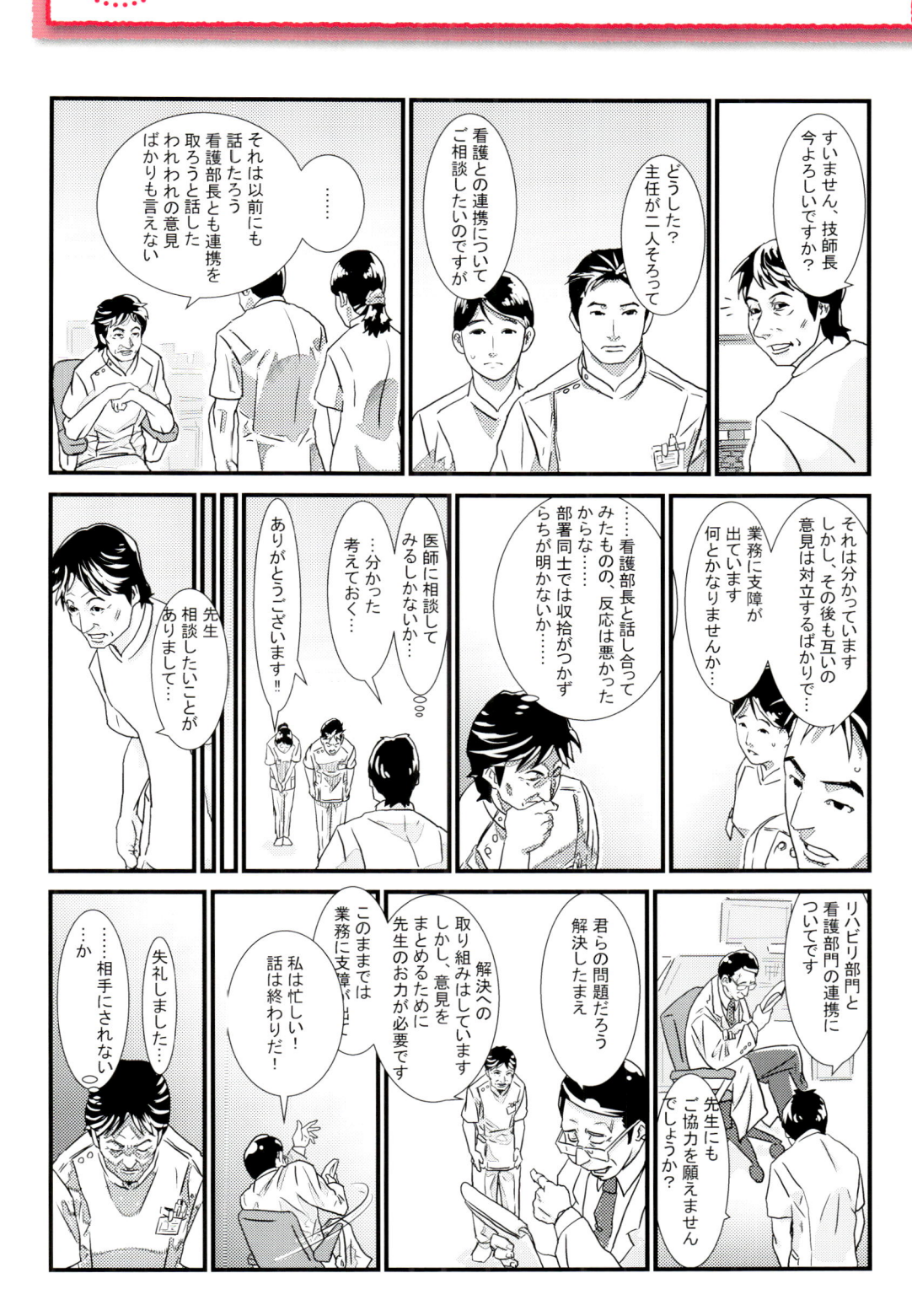

　高齢化の進展により利用者の疾患や生活背景は多様化しています。そのため、さまざまな疾患や生活背景に対応することを目的にチームアプローチが推進されています。漫画の事例のようにリハビリテーション部門が看護部門との連携を必要とする機会は年々増えています。車椅子シーティング、ポジショニング、嚥下、離床、活動や参加などに関してはリハビリテーション部門だけの介入では効果が不十分であり、利用者と最も距離の近い看護師の協力が必要です。しかし、いざ連携をしても双方の意見が対立し、円滑にいくケースは多くありません。このように部門間における連携ではどのような視点に基づいてマネジメントをすれば良いのでしょうか？

各部門は対立しているという前提に立つ

　皆さんが勤めている医療機関や介護事業所には組織図があると思います。組織図というのは、社内にどのような部門が存在し、指示命令系統はどのようになっているかを明示するものです。組織図というのは組織の内部構造を明らかにするものであり、業務上の役割や連携先を明らかにする機能があります。しかし、見方を変えると組織図で明確にされた内部構造を示す各部門は、それぞれが異なった資格や考え方のメンバーで構成された部門といえます。すなわち、組織図の中における各部門は利害関係が一致しておらず、組織図は対立している部門を明確にしているものともいえるのです。

　看護部門は看護師の利益になるための行動を優先しますし、リハビリテーション部門でもセラピストの利益になることを第一に考えるでしょう。従って、そもそも各部門は利害関係を一致させていないことから、連携は極めて困難と考えるべきなのです。

各部門の対立関係を調整する調整機構が重要である

　各部門が対立関係を乗り越えて連携をしていくための重要な要素として、調整機構の設置が挙げられます（**図11**）。調整機構とは、部門間の上に立ち、双方の意見を取りまとめ、連携のための調整や折衷案の立案をする部門です。調整機構を設置していなければ、各部門は対立を続けるでしょう。責任、権限、権利を調整機構に付与し、調整機構の責任者には各部門の対立を調整する気概がある人を任命することが大切です。漫画の事例のように、調整機構の医師が各部門の対立に対して興味もなければ、協力もしない状況では調整機構は全く意味のないものになります。現状、調整機構がないのであれば、院長や経営者と話し合い、調整機構の設置を推進することが重要です。調整機構がないまま、組織間連携を進めていくと、組織間対立が深刻化する可能性があります。

　ある医療法人では部門間の対立が明確になったときに、院長が仲裁に入り、法人にとってベターな意思決定が行われる仕組みを導入しています。院長は中立的な立場で、各部門の意見を

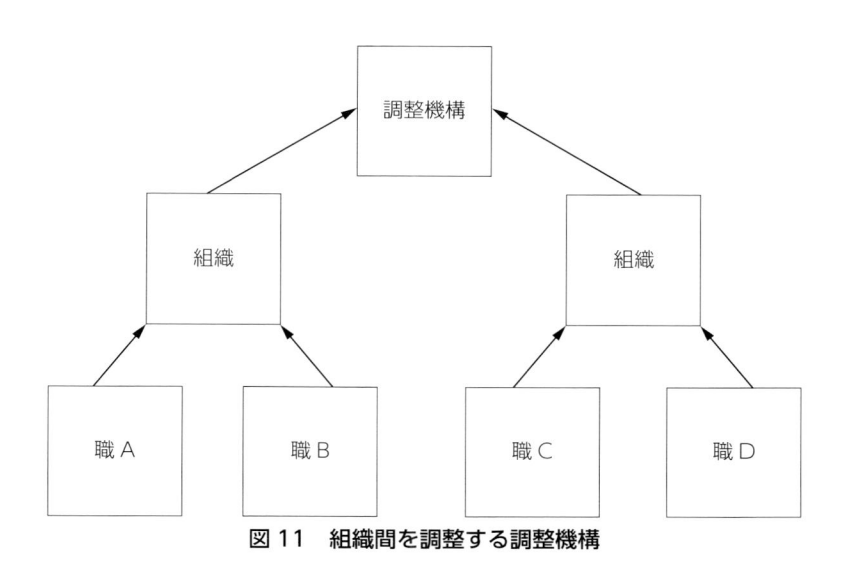

図 11　組織間を調整する調整機構

聞いて最終的に院長の判断で意思決定が行われます。最高経営責任者の意思決定ですので、各部門は潔くその決定に従います。その院長は、各部門の対立を解消することが自分の仕事と宣言しています。

アイデアだけでは組織は変わらない

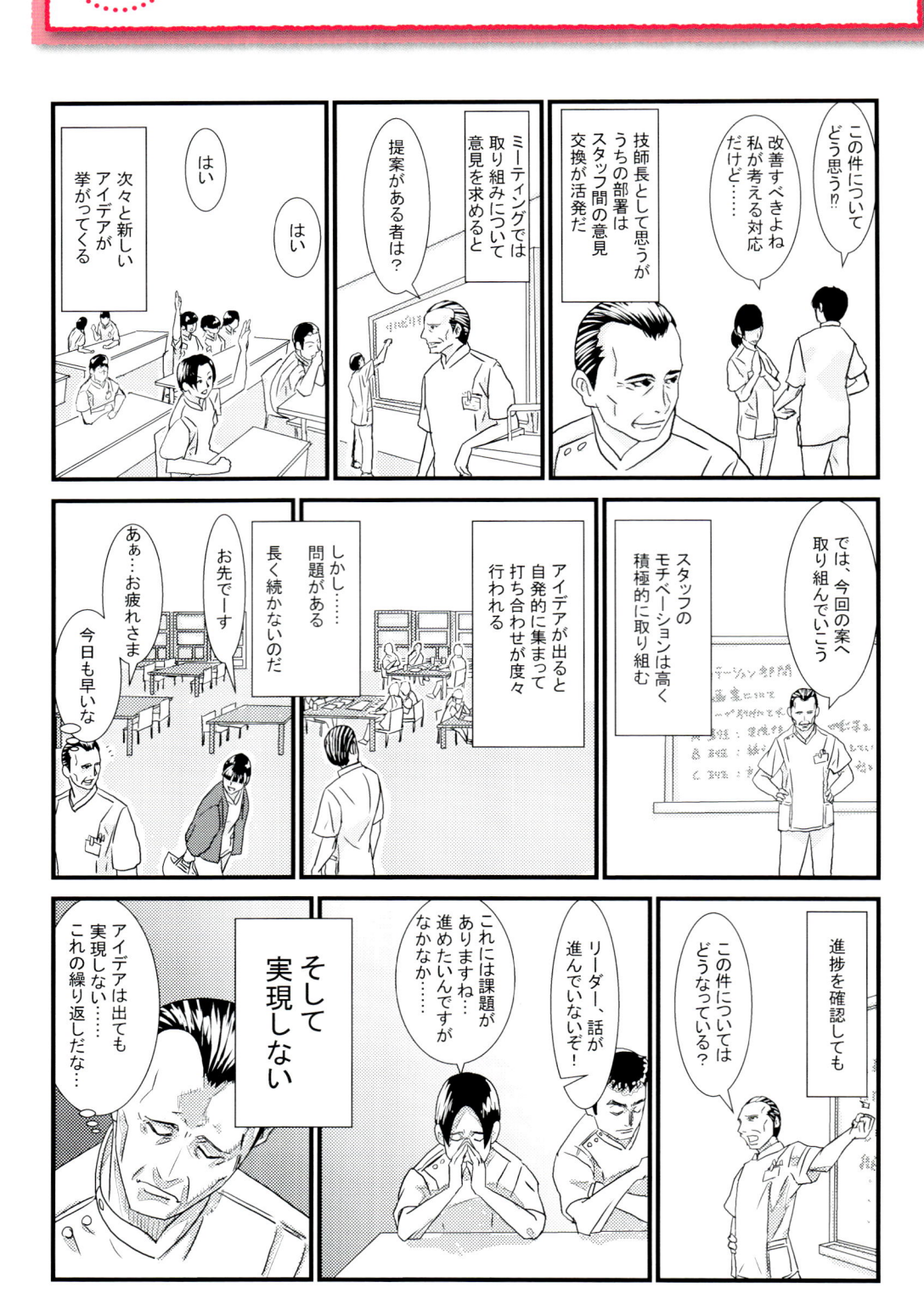

　環境変化が激しいこの時代では、リハビリテーション部門は環境変化に適応し、臨床や運営の質を向上させていかなくてはなりせん。そのため、多くのリハビリテーション部門では業務改善案や中長期計画などを策定し、環境変化への対応を行っています。しかし、残念ながら業務改善案や中長期計画は存在しているが、業務や運営の改善が何ら見られないリハビリテーション部門を散見します。診療報酬改定や介護報酬改定のときにもこのようなことはよく起こります。リハビリテーション部門の管理職が診療報酬改定や介護報酬改定のセミナーに何度も参加し、施設基準や加算の要件などを詳しく学習し、たくさんの知識を吸収したにもかかわらず、一向に施設基準や加算要件に変化がない…このような残念な事例は多く見られます。漫画の事例もさまざまなアイデアは現場から出てくるが、それらが一向に実現されない様子を描いています。このような事態を避けるためにはどのような視点に基づきリハビリテーション部門をマネジメントすればよいでしょうか？

アイデアには価値はない

　組織が外部環境に適応していくためには、個別具体的な「行動」が必要です。すなわち、マネジメントするべきは「アイデア」ではなく、「行動」ということになります。マンスフィールドが行った企業のプロジェクトのケーススタディによれば、技術的な成功確率は80％であるが、その後の商業的な成功確率は20％と報告されています[28]。従って、あるアイデアに新規性があればアイデア自体にさまざまな期待が寄せられるが、そのアイデアが企業や組織内の経営や運営を改善するに至る可能性はかなり低いといえます。

　業務改善や組織改革のスピードが遅いリハビリテーション部門はアイデアを出すことは比較的得意です。中長期計画、年度予算、年次目標、部門運営計画、業務改善計画などの「モノ」としてのアイデアを作ることには熱心です。しかし、アイデアを具現化させるための行動を生み出すためのマネジメントを非常に苦手とします。まさに「言うは易く行うは難し」という状況です。

　アイデアを立案することで、「業務や運営改善をした気持ちになっている人」がいますが、マネジメントにおいては「アイデアには価値はない」と言っても過言ではありません（図12）。アイデアを具現化していく行動のマネジメントこそ、マネジメントの本質です。アイデアを実現化させる行動のマネジメントの手順は次の通りです。

　①自社にとって有益なアイデアを選定する
　②アイデアを実行するための行動計画を策定する
　③アイデアの実行責任者を定める
　④アイデアの実行状況をモニタリングする
　⑤アイデアの実行による効果を判定する

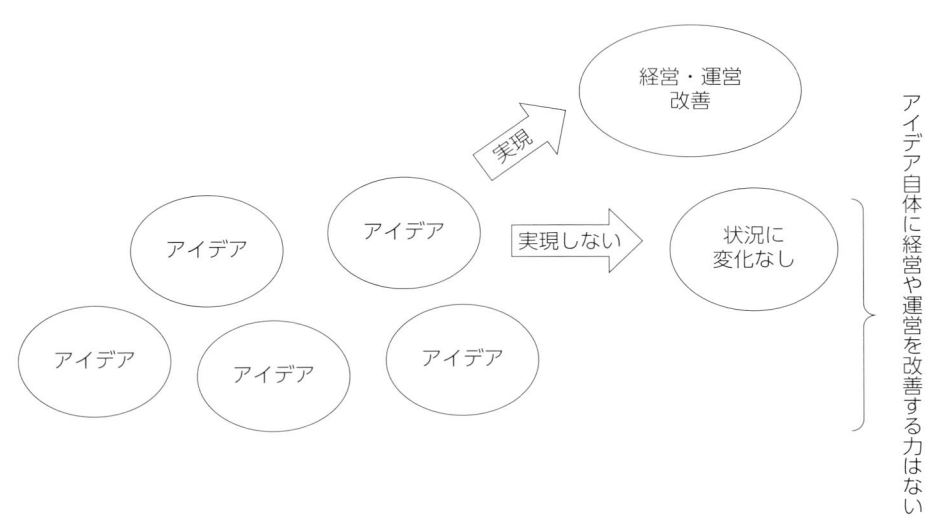

図12　アイデアには価値はない

　以上のようなマネジメントが重要となりますが、現実的にはアイデアの実現のためのマネジメントは非常に複雑です。日頃より理念や目標の設定、従業員のモチベーション、組織間や職種間の連携、組織文化などについてマネジメントをしていなければ、①から⑤のプロセスは困難を極めるでしょう。例えば、理念が明確に策定されていなければ、なぜこのアイデアを実現しなければならないのか？　と従業員は疑問に思うかもしれません。あるいは、多職種間の連携を必要とするアイデアが実現するかどうかは、日頃の多職種連携の質に依存します。

　アイデアを出すこと自体はそれほどエネルギーを使いません。むしろ、アイデアを出しているときは気持ちがワクワクするなど、楽しい感情が芽生えるでしょう。しかし、そのアイデアを実現するための行動は、非常に泥臭く、しんどいものです。そのしんどい作業を最後まで貫く姿勢が必要です。本書で述べているようないろいろなマネジメントの手法は，あくまでも組織を変えていきたいという強い信念があって成り立つものです。

　ぜひ、強い信念を持ち、本書に書かれているようなマネジメント手法を駆使してアイデアを具現化する行動のマネジメントに取り組んでください。

参考文献
28）玉田俊平太. 日本のイノベーションのジレンマ. 翔泳社. 2015

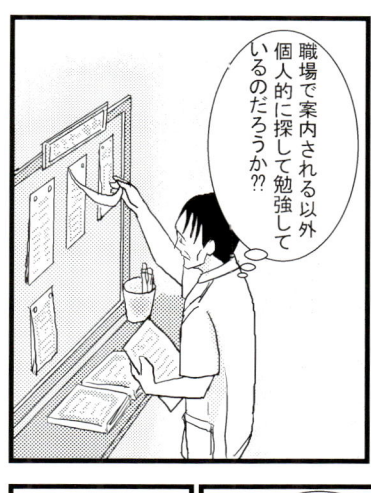

職場で案内される以外 個人的に探して勉強して いるのだろうか??

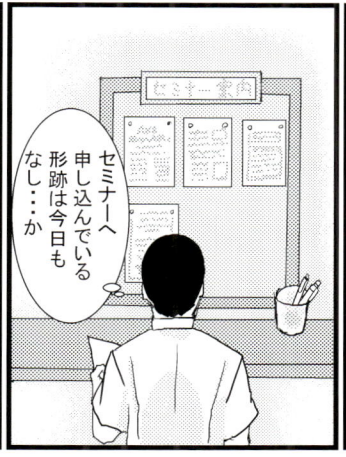

セミナーへ 申し込んでいる 形跡は今日も なし…か

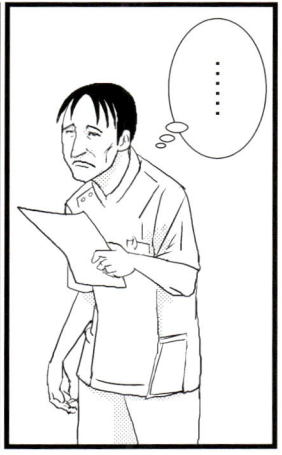

……

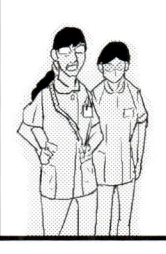

病棟スタッフから リハビリの質を 問われることも ないだろう…

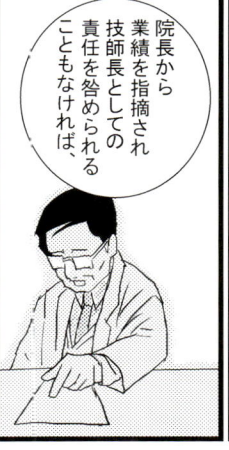

院長から 業績を指摘され 技師長としての 責任を咎められる こともなければ、

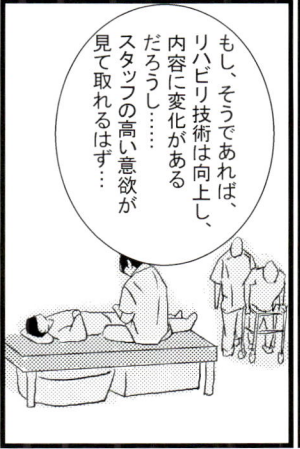

もし、そうであれば、 リハビリ技術は向上し、 内容に変化がある だろうし…… スタッフの高い意欲が 見て取れるはず…

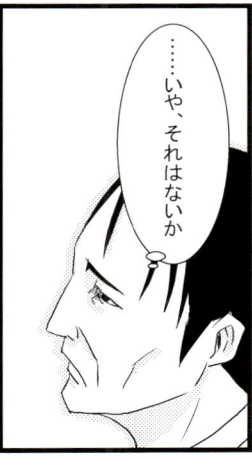

……いや、それはないか

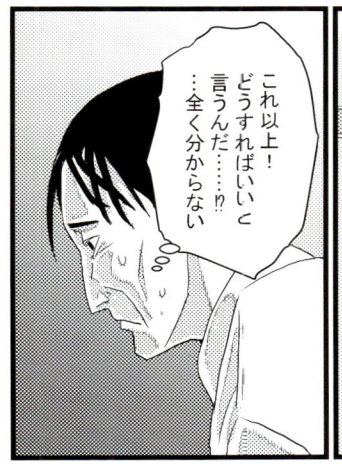

これ以上! どうすればいいと 言うんだ……!? …全く分からない

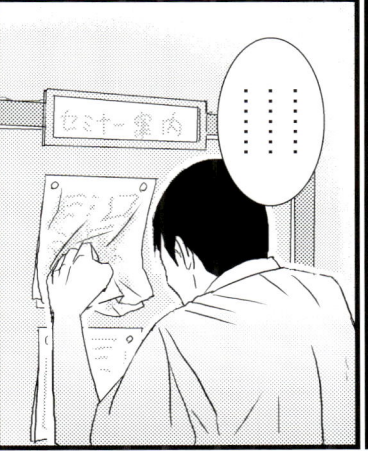

………

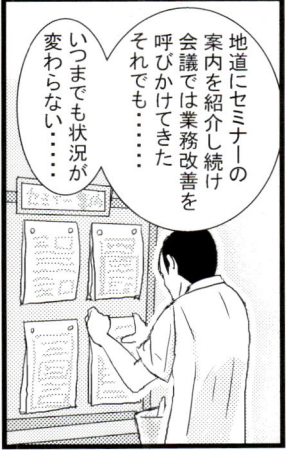

地道にセミナーの 案内を紹介し続け 会議では業務改善を 呼びかけてきた それでも…… いつまでも状況が 変わらない……

　従業員のモチベーションの向上は組織や管理職にとって極めて重大な課題です。なぜならば、経営や運営は従業員の協力なくしてできないからです。組織を預かる管理職は、「他人の協力を得て自分自身の理想を実現する」ことが仕事ですから、他人の協力が得られなければ何もできないことと同じです。漫画の事例では、管理職は従業員のセラピストにリハビリテーション技術の能力を向上してほしいと考えていますが、セラピスト達には、一向にその兆しが見られず、従業員のモチベーションが低いことを嘆いています。果たして、技術セミナーの案内をすればセラピストのモチベーションが上がるのでしょうか？　ここでは、モチベーションの基本となる「マズローの欲求段階説」について解説します。

マズローの欲求段階説

　心理学者のマズローは人間の欲求は 5 段階で構成されており、低階層の欲求が満たされると、より高次の階層の欲求を欲するという「欲求段階説」を提唱しました（**図 13**）[29]。各階層は次の通りとなります。

第一階層「生理的欲求」

　人間が生きていくための基本的・本能的な欲求です。食欲、睡眠欲、性欲などですが、組織においては給料や福利厚生がこれに当たります

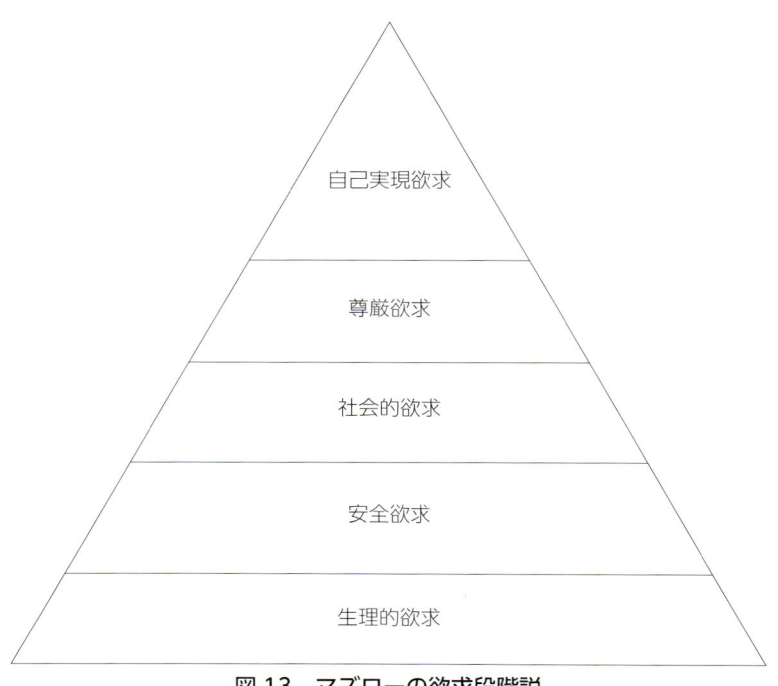

図 13　マズローの欲求段階説

第二階層「安全欲求」

危険を避けたい、安全・安心な暮らしがしたい欲求です。安全な住居、衛生環境の良い居場所などですが、組織においては個人のロッカーや衛生環境の良いスタッフルームが完備されているなどがこれに当たります。

第三層「社会的欲求」

集団に所属、仲間と仲良くしたいという欲求です。孤独感や孤立感を避けたいというものですが、組織においてはチームワークの良さ、理念や価値観の共有などがこれに当たります。

第四層「尊厳欲求」

他者から認められたい、尊敬されたいという欲求です。組織においては役職や特別な役割を与えられるなどがこれに当たります。

第五層「自己実現欲求」

自分が理想とする自分になる、自分を高める創造的な活動をしたいという欲求です。組織においては、自分の夢や希望が実現できる、あるいはそれを応援してくれる職場ということになります。

漫画の事例では、管理職が従業員セラピストに対してリハビリテーション技術を高めてほしいと考えていますが、リハビリテーション技術を高めるという欲求は、尊厳欲求や自己実現の欲求といえるでしょう。欲求段階説から考えると自分のリハビリテーション技術を周囲から認められたい、高い技術が提供できるセラピストになりたいという要求はかなり高度な欲求と考えられます。従って、下位の欲求である生理的欲求、安全欲求、社会的欲求を満たせる施策を組織として従業員セラピストに提供していなければ、尊厳欲求や自己実現欲求が高まることは極めて難しいといえます。

従業員セラピストのモチベーションが低いリハビリテーション部門では次に示すような問題がよく見られます。給与水準が低い、個人のロッカーが整備されていない、スタッフルームが完備されていない、従業員の評価基準がよく分からない、会社の方針が分からない、上司への信頼感が低い、セラピスト間の人間関係が悪い…などです。これらはまさに、生理的欲求、安全欲求、社会的欲求を満たさない事柄ばかりです。

リハビリテーション技術の向上へのモチベーションを上げるために技術セミナーを案内するという短絡的な方法を行うのではなく、組織として生理的欲求、安全欲求、社会的欲求などの低次の欲求を満たせる努力をすることが先決といえるでしょう。管理職は従業員セラピスト達に承認欲求や自己実現欲求に関する行動を求めがちですが、今一度、マズローの欲求段階説の第一層から第三層の低次の欲求への取り組みを見直してはいかがでしょうか?

低次欲求を満たすだけでは不十分

　低次欲求の改善に取り組んだ後には必ず高次欲求の改善に取り組む必要があります。低次欲求だけを満たしても、組織的な質の高いリハビリテーションの実現は不可能です。よって、高次欲求に対する取り組みが不可欠となります。リハビリテーション部門の理念の浸透、組織と個人の価値観のすり合わせ、充実した研修システムなどの高次欲求への対応を行うことで、モチベーションの高いセラピストを育成することができるでしょう。詳細は後述する「15 リハビリテーション部門のキャリア教育が難しい」を参照いただければと思います。

参考文献

29）廣瀬清人, 菱沼典子, 印東桂子. マズローの基本的欲求の階層図への原典からの新解釈. 聖路加看護大学紀要（35）. 2009. p29

なぜ、利用者は利用を中断するのか？

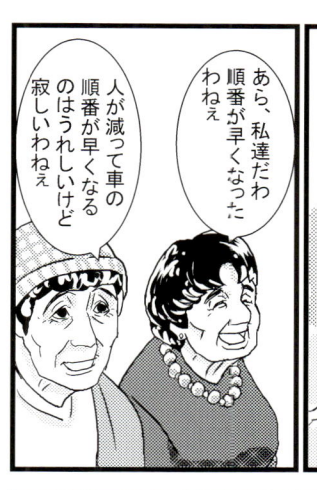

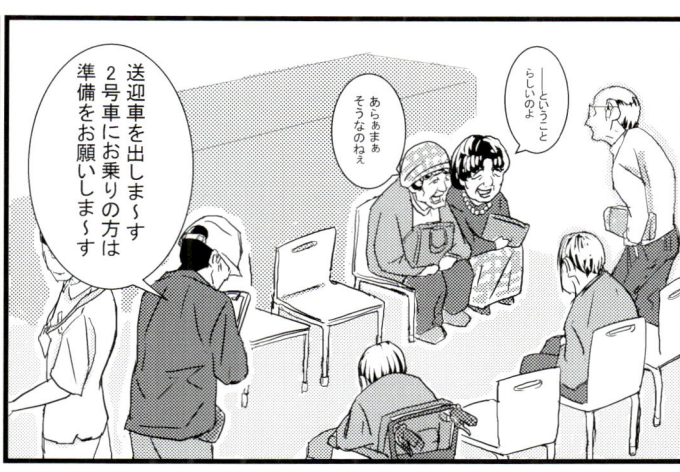

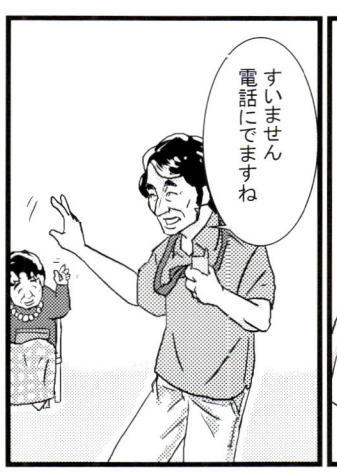

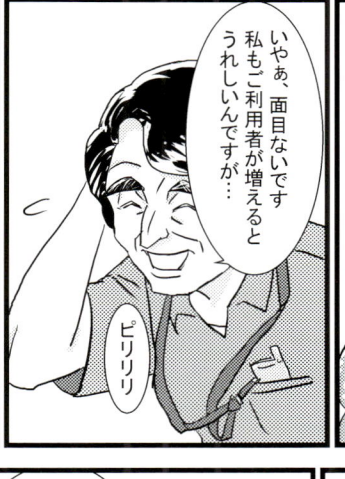

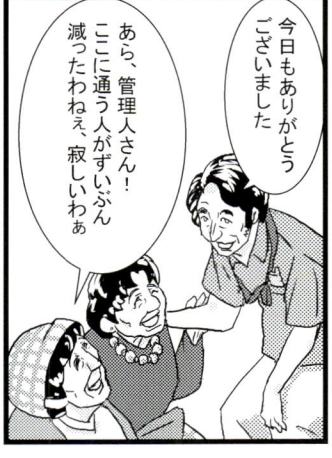

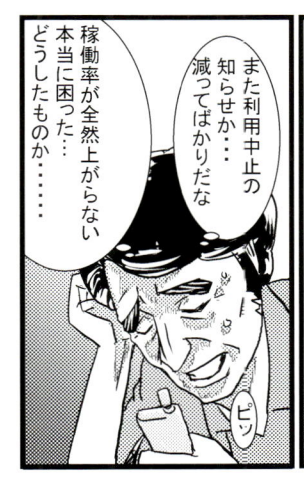

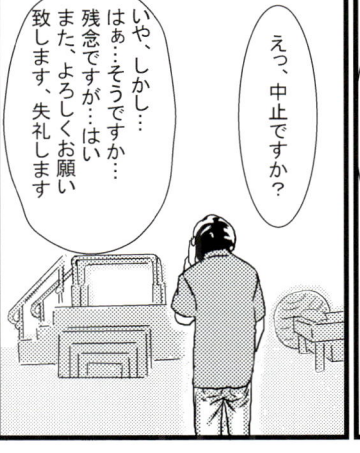

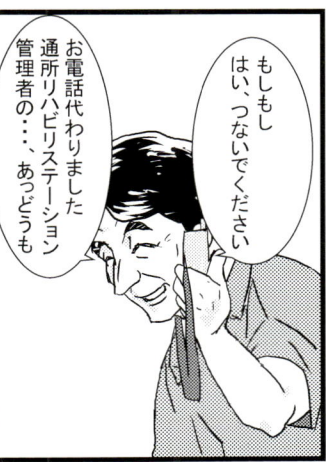

　通所リハビリテーションや通所介護などの介護事業では「利用者の継続利用」が経営を安定させる重要な要素となります。近年、介護事業所の増加により新規顧客の獲得は非常に難しくなってきており、新規利用者獲得のコスト（時間・お金・努力）は既存利用者の継続利用よりも数倍かかります。しかし、新規利用者でも既存利用者でも同じ売り上げであることから、獲得コストの低い既存利用者の「継続利用」は経営的に重要です。

　いかにして介護事業所と利用者の関係性を維持するかが重要であり、取引継続の長さが「経営の安定」や「利益の増加」に直結すると言っても過言ではありません。漫画の事例では、通所リハビリテーションの利用者の利用中止に歯止めがかからず、利用稼働率の低下に管理者は頭を悩ませています。それでは利用者に継続的に利用していただくためにはどのような視点が必要でしょうか？

三つのマーケティング

　新規利用者の獲得や継続利用者の確保に必要な視点はマーケティングとなります。医療や介護のようなサービス業においては「エクスターナルマーケティング」「インターナルマーケティング」「インタラクティブマーケティング」の三つのマーケティングが重要といわれています（**図14**）[30]。

エクスターナルマーケティング

　社外向けに商品・サービスの価値を伝える活動

　利用者の商品・サービスの購入を目的とする活動

　例：リーフレット・ホームページ・看板・イメージアップセミナーなど

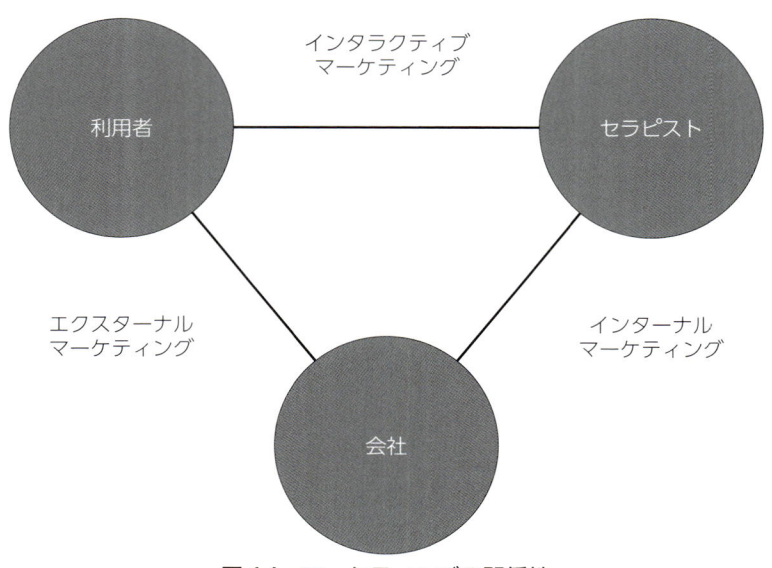

図14　マーケティングの関係性

インターナルマーケティング

社内向けに商品・サービスの価値を伝える活動

従業員の商品・サービスへの価値観を共有し、従業員の意識や行動の方向性を一致させる試み

例：会社の価値観や事業内容に関する従業員に対する教育研修・会社の価値観に対する理解や共感を採用基準とする・人事考課などの評価指標に会社の価値観を用いる・朝礼での理念の唱和など

インタラクティブマーケティング

利用者と従業員による直接的なやり取りから生じるマーケティング活動

例：セラピストがリハビリテーションを提供している場面で「この利用者は○○について疑問を持っている」と読み取り、その疑問に対する説明を迅速に行う・日頃のサービスを通じて自社が取り組んでいるリハビリテーションの価値や質を利用者に伝えるなど

この三つのマーケティングの中で、多くの介護事業所やリハビリテーション部門が取り組みやすいのはエクスターナルマーケティングです。これは外向けにアピールしたいモノを定め、その内容を文章や数値として表しリーフレットやホームページで公開するという活動です。しかし、このマーケティングは利用者の自社に対する認知度を高めることには貢献しますが、自社のサービスの質や価値を利用者に実感してもらうのは困難です。また、どうしてもエクスターナルマーケティングは、会社から利用者に対する一方通行であることから、各利用者の疑問や欲求に即座に応えることができません。

そこで重要となってくるのがインターナルマーケティングとなります。会社が提供しているサービスの価値を従業員にしっかりと理解してもらうことで利用者に自社のサービスの価値を伝えるための行動様式や能力を従業員に身に付けてもらいます。その結果、従業員が利用者と接するときのインタラクティブマーケティングを通じて、利用者は初めて自社の価値に触れることができるようになります。例えば、皆さんが旅行で旅館に立ち寄ったときのことを想像してください。旅館での出迎え、部屋の案内、料理の説明、お土産屋での会話、仲居さんなどの言動からその旅館の質の高さや価値を感じ、もう一度その旅館に泊まりたいと思うことはないでしょうか？　つまり、チラシやダイレクトメールなどのエクスターナルマーケティングを顧客に行わなくても、インターナルマーケティングとインタラクティブマーケティングだけで継続利用者は確保できるのです。

漫画の事例の通所リハビリテーションではセラピストの利用者に対するインタラクティブマーケティングが不十分であるために、利用者が通所リハビリテーションの利用価値を理解できず、利用の中止に至っている可能性があります。従業員に適切なインタラクティブマーケティングをしてもらうためには、日頃からのリハビリテーション部門による従業員に対するイ

ンターナルマーケティングが重要です。自分の所属する部門の質の高さや価値が分かっていない従業員がどうやって利用者とインタラクティブマーケティングができるのでしょうか？　利用者の利用中止を嘆く前に、従業員に自社の価値を伝えるインターナルマーケティングができていないことを反省する必要があります。

参考文献

30）山本昭二．サービス・マーケティング．ていくおふ―Autumn．2008．p37

新卒採用したセラピストが数年で退職する理由

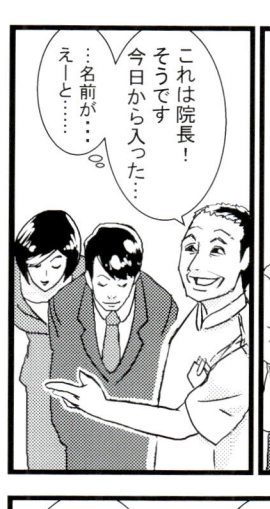

これは院長！
そうです
今日から入った…
…えーと…
…名前が…

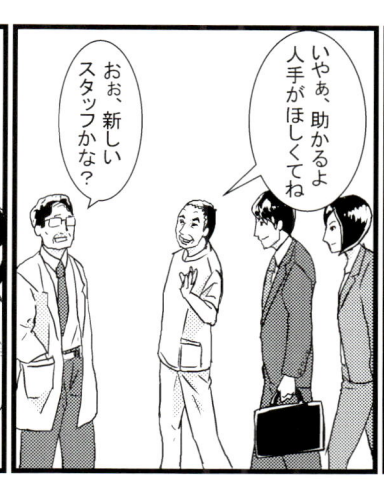

おお、新しい
スタッフかな？

いやぁ、助かるよ
人手がほしくてね

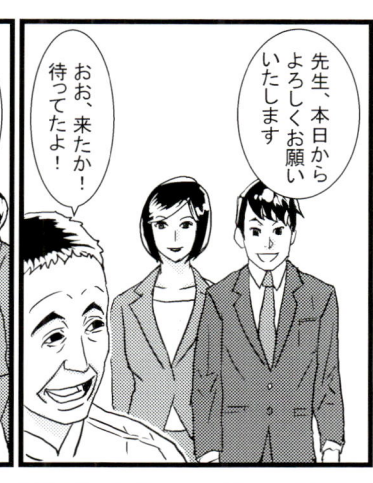

先生、本日から
よろしくお願い
いたします

おお、来たか！
待ってたよ！

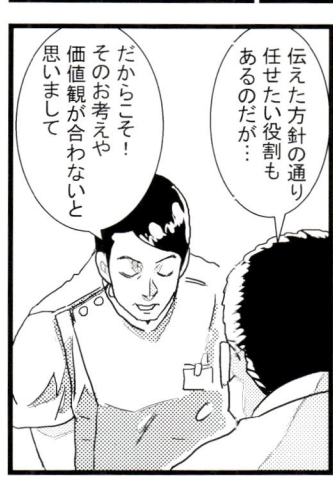

伝えた方針の通り
任せたい役割も
あるのだが…

だからこそ！
そのお考えや
価値観が合わないと
思いまして

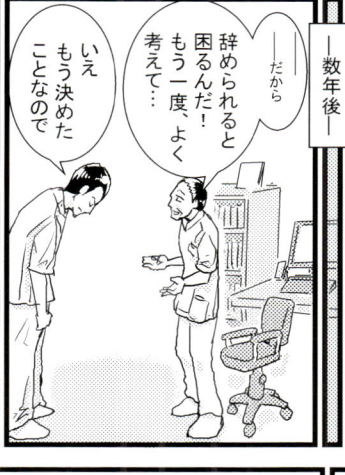

いえ
もう決めた
ことなので

辞められると
困るんだ！
もう一度、よく
考えて…

―だから

―数年後―

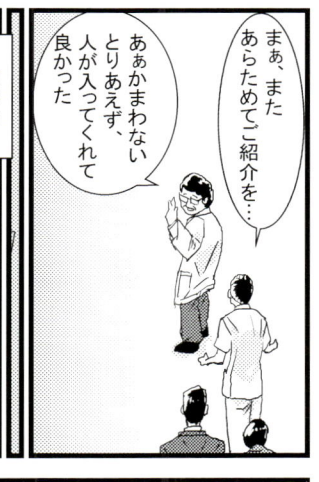

まあ、また
あらためてご紹介を…

ああかまわない
とりあえず、
人が入ってくれて
良かった

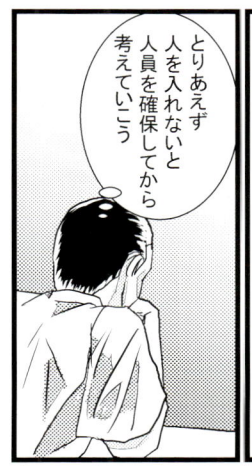

とりあえず
人を入れないと
人員を確保してから
考えていこう

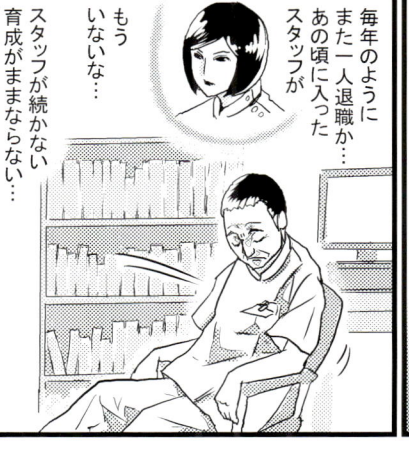

毎年のように
また一人退職か…
あの頃に入った
スタッフが

もう
いないな…

スタッフが続かない
育成がままならない…

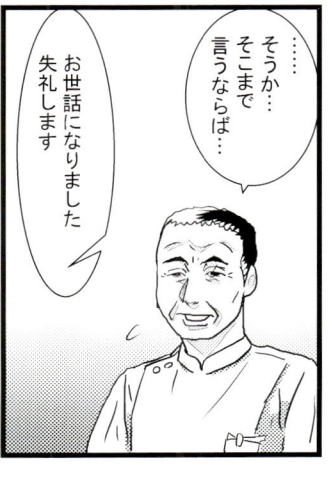

……
そうか…
そこまで
言うならば…

お世話になりました
失礼します

　採用した新卒セラピストが数年後に退職し、中堅職員が全く育たない…。このような現象が全国各地のリハビリテーション部門で起こっています。また、このようなリハビリテーション部門では退職者が増えると業務が滞るため、採用条件を下げ、どんな人物であっても、採用する傾向があります。その結果、採用した新卒セラピストが問題行動を起こしたりあるいは数年で退職に至るという悪循環が生じています。さらに、新卒セラピストが中堅セラピストになる前に退職するため、中堅セラピストがおらず、新人セラピストとベテランセラピストのみで業務が行われることから、ベテランセラピストの業務負担が大きくなる傾向があります。漫画の事例では、管理職はセラピストが退職することを悩んでいますが、「なぜ、新卒セラピストが数年でやめるのか？」というその根本的な原因を考えていません。また、人手不足を解消するため「とりあえずセラピストを採用する」という発想を持っています。このような思考ではいつまでたっても新卒セラピストの退職問題は解決できません。それではどのような採用や教育に関するマネジメントを行えば良いのでしょうか？

採用と教育を一貫して行う

　多くの医療機関や介護事業所では、採用と入職後の教育が別々の担当者や部署で行われています。これはリハビリテーション部門が採用に関する人事権を持っていないことが原因です。そのため、リハビリテーション部門は自らの判断で自らの望む人物を採用することができません。そのため、リハビリテーション部門が望んでいない人物が入職することも少なくないため、入職を望んでいない人物を教育していかなければならないという辛い現実があります。

　採用と教育のプロセスを一貫して行うことで、「法人の理念を実行し長期間勤務するセラピストを育成する」ことが可能となります（**図 15**）。教育というのは、さまざまな分野に関しての知識と経験をセラピストに教授し、一人の専門職として医療や介護の現場で、理念に沿って自立して行動できるように働きかけるものです。従って、教育は、医療・介護事業において最

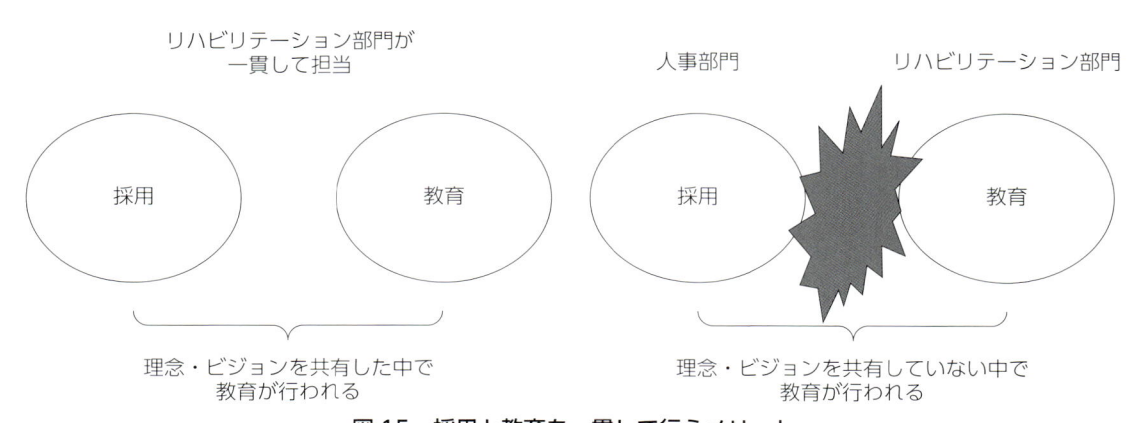

図 15　採用と教育を一貫して行うメリット

も重要な資源である人材をより有効な資源に変化させるための最強のツールといえるでしょう。

しかし、教育と採用が切り離されている状況では教育の効果は極めて乏しくなります。採用は、リハビリテーション部門の理念や組織の方針に共感した人材を採用する最大のチャンスです。しかし、リハビリテーション部門に採用の人事権がない場合、他部門が採用に関して意思決定を行っているため、リハビリテーション部門の理念や方針に共感していないセラピストが入職してくる可能性が高くなります。理念や方針に共感していない人をいくら濃厚に教育したところで、法人の理念を実行する人材になるのは極めて難しいでしょう。それどころか、共感していない理念や方針を一生懸命に教育される側のセラピストはどんどんモチベーションを下げていくでしょう。

時々、「どんな人でも採用してから、教育すれば何とかなるではないの？」と意見をお持ちの方もいますが、残念ながらこれは不可能です。理念や方針の先にしか教育が成立しないからです。そもそも、「どんな人でも採用する」という発想が出てくること自体が、事業を営む者として間違っており、お金もうけだけを考えているのではないかと疑いたくなります。

採用などの人事と教育が切り離されている医療機関や介護事業所では、「セラピストが育たないのは現場の教育が悪いからだ」と現場に責任を問う傾向がありますが、これでは問題の本質は全く解決されません。ぜひ、リハビリテーション部門は教育だけでなく、どうか採用などの人事権も掌握することをお勧めします。そのことにより、一貫性のある人材育成が可能となり、新卒採用したセラピストが数年で退職する可能性を低くすることができます。

新人の退職への対応

採用と教育を一貫してリハビリテーション部門が担当をしても、残念ながら新人が数年で退職するケースは存在します。その場合は次のような課題が考えられます。

①給与水準、職場環境、人間関係が劣悪な状況
②最初に聞いていた理念や仕事内容との乖離
③経営上層部や上司のリーダーシップの欠如
④個人のキャリア・デザインに対する支援不足
⑤利益至上主義の経営や運営
⑥納得性の低い人事異動の横行

これらの課題に対して手を打たなければ、新人だけでなく、長期間勤めている従業員も退職を決断するでしょう。

なぜ、女性セラピストのキャリアが中断されるのか？

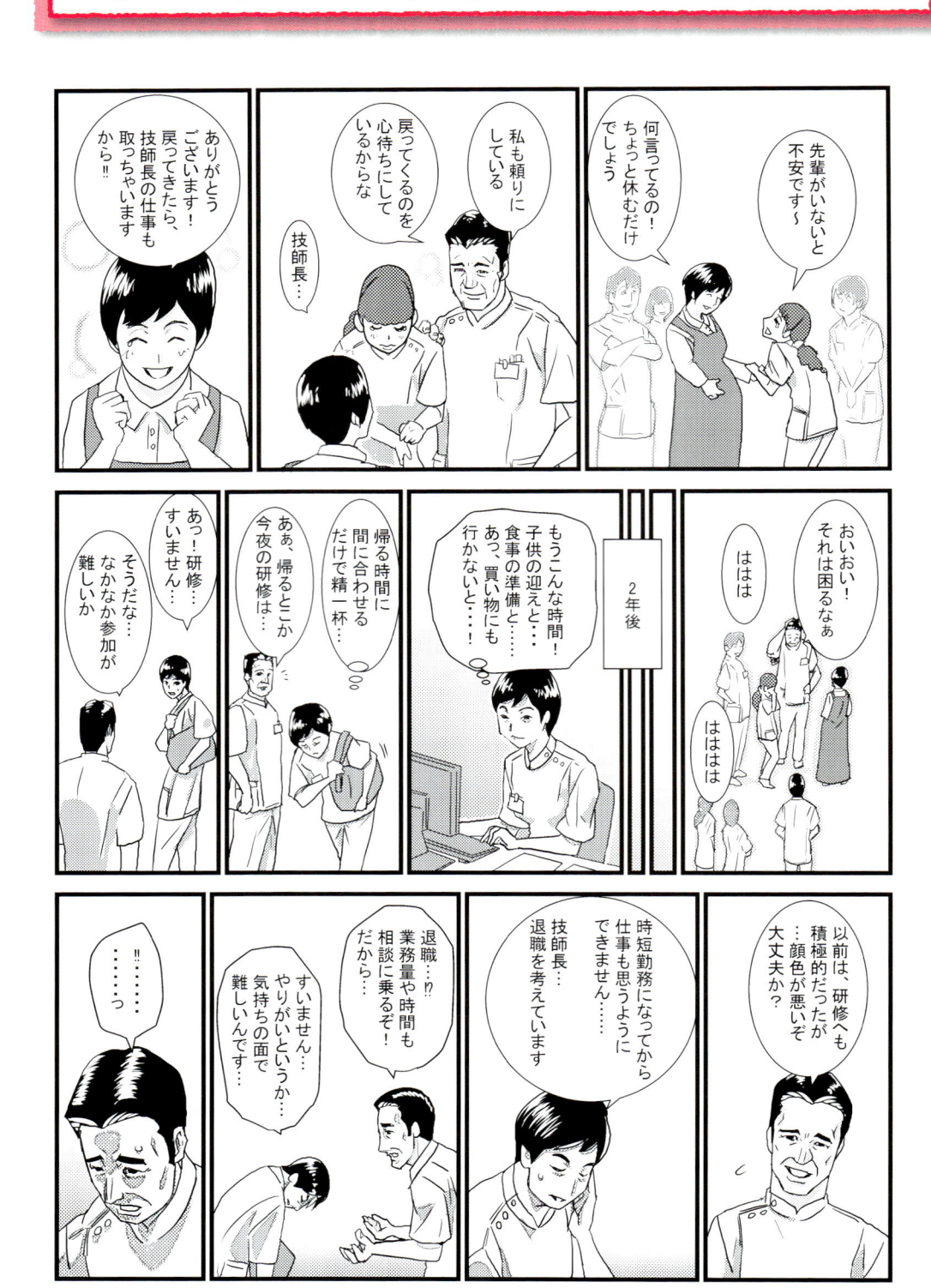

理学療法士の 40％、作業療法士の 64％、言語聴覚士の 77％は女性であり[31]、勤務するセラピストのほとんどが女性であるというリハビリテーション部門も珍しくありません。従って、今や女性セラピストの労働力確保と質の向上はリハビリテーション部門の経営や運営にとって重要なものとなっています。

他の産業と同様に、女性セラピストは出産、育児というライフイベントにより、一時的にセラピストとしての仕事を制限されます。一般的にリハビリテーション部門では、産休制度、育休制度、短時間勤務制度は整備されており、多くの女性セラピストがこれらの制度を利用しています。

しかし、それらの制度を利用した後に、正規社員から非正規社員に変わったり、あるいは退職するというマミートラックの状況に陥る女性セラピストが多いのが現状です。マミートラックとは、「仕事と育児の両立をする母親用のキャリア」であり、昇進、昇格などが限定的になるなどのキャリア形成が難しくなる現象のことです[32]。どのようにすれば女性セラピストのマミートラックや早期の退職を防ぐことができるでしょうか？

マミートラックが起こる背景

産休制度、育休制度を利用後、女性セラピストがマミートラックに陥りやすい原因として、医療・介護分野の特性とセラピストとしての専門職の特性が関係していると考えられます。医療・介護分野は 2 年から 3 年に 1 回の頻度で制度改定があり、リハビリテーションに関する業務内容が数年単位で変化していきます。そのため、育休制度などを利用し長期間にわたり職場を離れてしまうと復帰後の仕事内容が大きく変化し、仕事の難易度も上がっていることになります。このような背景から、上司の配慮により仕事内容の難易度を低下させることがありますが、その結果、女性セラピストの責任ややりがいのある仕事への関わりが少なくなってしまうことがあります。

また、セラピストの仕事は、知識や経験の差が大きく職業能力に影響します。近年、リハビリテーション医学は短期間で発展を遂げているため、長期間にわたり仕事から離れてしまうと、セラピストとしての知識や技術の陳腐化が生じやすくなっています。そのため、職場復帰後に、質の高いリハビリテーションができないことに焦りや不安を感じた人は、難易度の高い患者を担当することを避ける傾向があり、結果、専門職として知識や技術が伸び悩むことになってしまいます。

女性セラピストが生き生きと働くためのマネジメント

産休制度や育休制度を利用した女性セラピストが復職後においてもリハビリテーション部門に貢献し、かつ、本人がやりがいを持って仕事を継続するためには次のような施策が必要です。

①女性セラピスト向けにキャリア・デザインに関する研修を行い、ライフイベントなどによって生じるキャリア形成のリスクやその対応策について学習をしてもらい、将来のキャリアの見通しを立ててもらう。

②産休制度・育休制度利用中においても E ラーニングなどを用いて医療・介護制度やリハビリテーション医療に関する知識や技術について学習する機会を設ける。

③職場復帰後に医療・介護制度やリハビリテーション医療に関するリカレント教育を行う期間を設ける。

④復職後、キャリアに悩む女性セラピストの相談窓口（先輩女性セラピストやキャリアコンサルタントによる相談）を設ける。

　女性セラピストへのライフイベント前の研修や相談窓口の設置は、キャリア形成における不安を軽減させ、将来のキャリア構築の見通しを立てることに貢献します。このことにより、自身のキャリア構築に関する魅力や達成の期待が増すと考えられ、女性セラピストのモチベーションの向上が期待できるでしょう。また、産休制度・育休制度利用期間中や復職後における医療・介護制度やリハビリテーション医療に関する学習の機会の提供は、セラピストという専門職の学習意欲を刺激するでしょう。さらに、キャリアに関する相談において、助言者と良い関係を構築することができれば、助言者が女性セラピストのロールモデルとして機能する可能性もあります。

女性セラピストの意識改革も重要

　リハビリテーションの現場では、復職後の女性セラピストの中には「できるだけ難しくない症例を担当したい」「仕事内容を簡易にしてほしい」と主張する者もいます。このような主張は、前述したように医療・介護制度やリハビリテーション医療の急速な変化により生じた不安に基づいていると考えられますが、同時に専門職としてのプライドや倫理観の低下が影響している可能性も完全には否定することはできません。近年、セラピストの数は急増しており、それに伴う教育の質の低下や、働いているセラピストの質の低下が報告されています[33]。このような背景を考えると、女性セラピスト自身が「復職後や育児中だから、簡単な症例を担当したい」と思うのではなく、「復職後や育児中であっても専門職として難しい症例も担当したい」と考える高い職業倫理の醸成も、女性が活躍するために必要といえるでしょう。復職後の女性セラピストが専門職として生き生きと働くためには、組織によるキャリア形成に関する支援と女性セラピストの専門職としての職業倫理の醸成の両立が必要であると考えられます。

参考文献

31）堀内慎一郎．大手日本企業における女性総合職の配置と管理職昇進．季刊家計経済研究　No. 105．2015．p69

32）月刊ケアマネジメント編集部．そうだったのか，PT，OT，ST．月刊ケアマネジメント．環境新聞社 2016 年 9 月号．pp12-13

33）四病院団体協議会．理学療法士・作業療法士・言語聴覚士需給調査．厚生労働省　第 2 回理学療法士・作業療法士需給分科会．2016

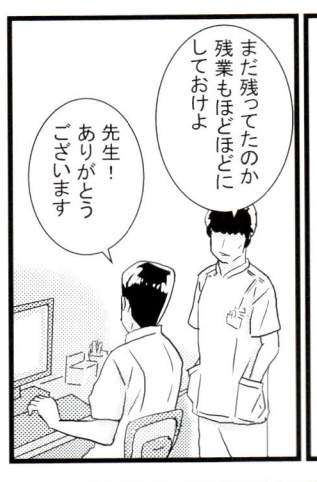

先生！
ありがとう
ございます

まだ残ってたのか
残業もほどほどに
しておけよ

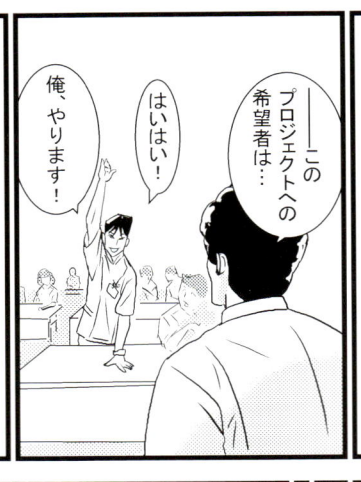

俺、やります！

はいはい！

——このプロジェクトへの
希望者は…

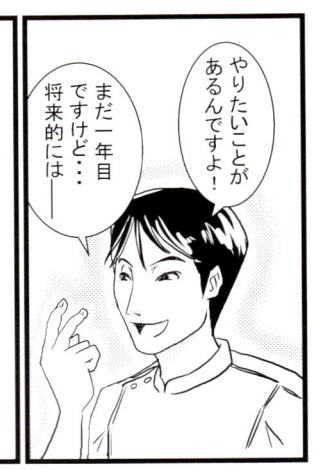

やりたいことが
あるんですよ！

まだ一年目
ですけど…
将来的には
——

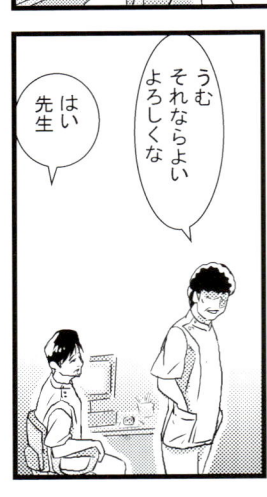

はい
先生

うむ
それならよい
よろしくな

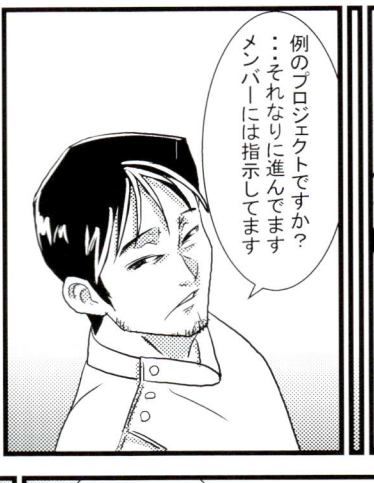

例のプロジェクトですか？
…それなりに進んでます
メンバーには指示してます

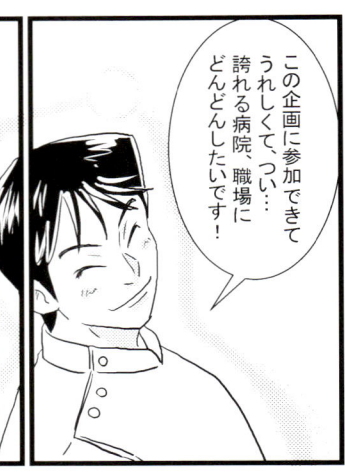

この企画に参加できて
うれしくて、つい…
誇れる病院、職場に
どんどんしたいです！

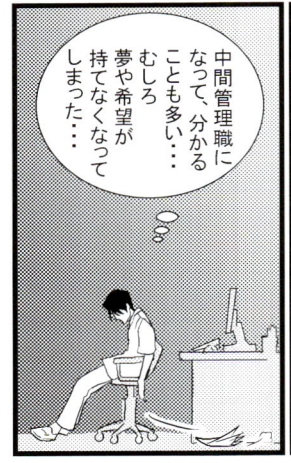

中間管理職に
なって、分かる
ことも多い…
むしろ
夢や希望が
持てなくなって
しまった…

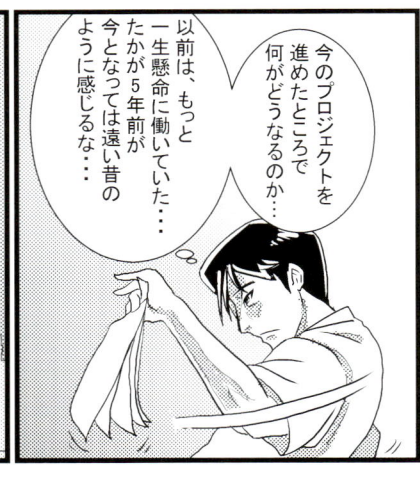

今の
プロジェクトを
進めたところで
何がどうなるのか…

以前は、もっと
一生懸命に働いていた…
たかが5年前が
今となっては遠い昔の
ように感じるな…

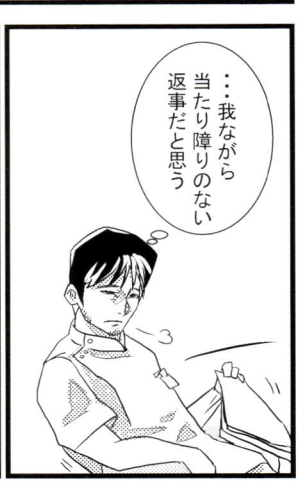

…我ながら
当たり障りのない
返事だと思う

　新卒で入職した頃は、生き生きと働いていたセラピストが入職後 5 年ほど経過し、中間管理職になるとモチベーションが低下し、組織が期待したような人物にならないケースはよく見られます。中間管理職は組織力の向上に非常に重要ですので、中間管理職のモチベーションは組織の死活問題といえます。漫画の事例では中間管理職として働いているセラピストが、夢も希望もなくなりモチベーションが低下していることを自覚している様子を描いています。このような中間管理職が増えると組織運営の停滞が起こり、リハビリテーションの質までも低下します。リハビリテーションの質の低下などにより利用者に不利益が生じ、組織を揺るがす大きな問題となります。それでは、中間管理職をうまく育てるためにはどのような視点が必要でしょうか？

複数のキャリアパスを用意する

　多くのリハビリテーション部門はリハビリテーション技術を中心とする新人教育プログラムを充実させていますが、中堅者や中間管理職に対する教育プログラムはさほど充実していません。これはセラピストがリハビリテーション医療の専門職であることから、リハビリテーション技術の教育に重きが置かれていることが原因です。しかし、中堅セラピストになると、仕事に対する価値観が芽生えてくることや、職場で求められる役割が変化することでリハビリテーション技術の教育だけでは業務に対応できなくなります。

　リハビリテーション部門の運営における問題点に対してアプローチをしたいが今の職場はそのアプローチについての指導や教育は一切ない、マネジメントを学びチーム医療を実現したいが教育プログラムにマネジメントが一切ないなどの事例がリハビリテーション部門ではよく見られます。新人セラピストの頃はリハビリテーション技術に関する教育プログラムで、十分にモチベーションを上げることが可能ですが、中堅セラピストになると各セラピストの状況や価値観に合わせた教育プログラムが必要です。中堅セラピストに対しては複線型のキャリアパスが有効となります（図 16）。キャリアパスとは、ある職位や職務に就任するために必要な業務経験とその順序を示すものであり、簡単に言えばキャリアの道筋となります。リハビリテーション技術とマネジメントに関する複線のキャリアパスを提供することで中堅セラピストのモチベーションの維持が可能です。

　マネジメントプログラムの事例としては次のようなものが挙げられます。

①診療・介護報酬改定とその対応

②リーダーシップ

③キャリア・デザイン

④人材育成

⑤経営戦略

⑥リハビリテーションの質の向上

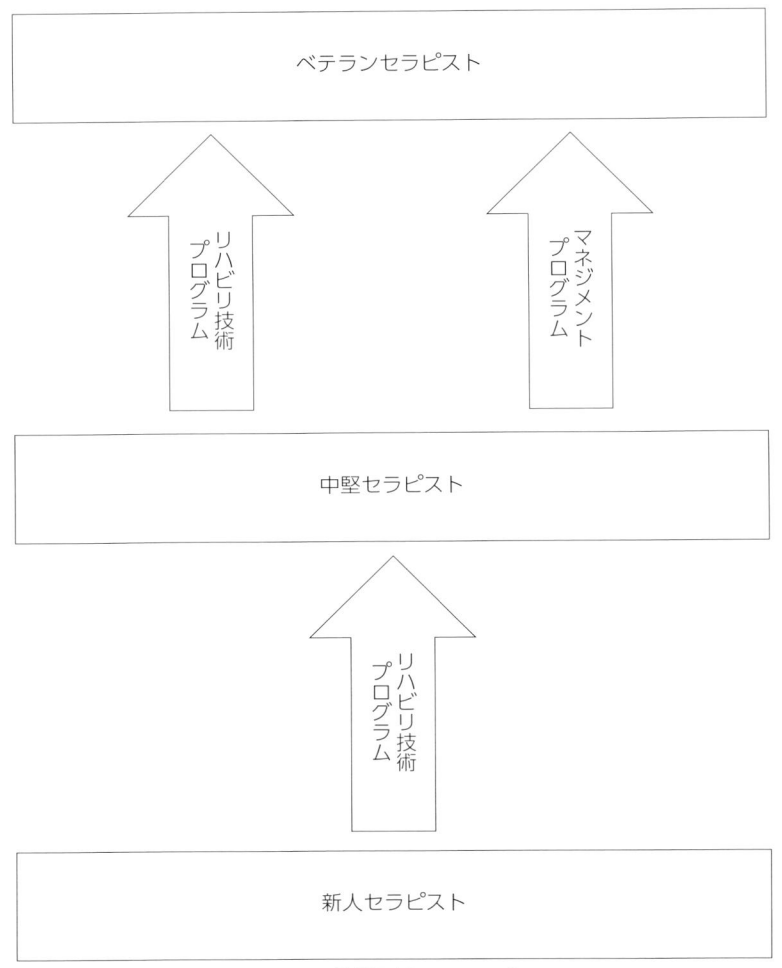

図 16　複線型キャリアパス

中間管理職こそ組織を変えることができる

　うちの院長は現場のことなんか何も知りません、経営者は現場の仕事を知らないくせに、偉そうにしているなどの愚痴を中間管理職はよく漏らします。しかし、実はこの愚痴は大きな勘違いから生まれるモノです。院長や経営者が会社のことを分かっていないのは、当然であり、現場業務を知らないのが普通です。院長や経営者は全ての現場を経験しているような完璧な人間でもなければ、ましてや院長や経営者は「経営」という仕事に忙殺されています。従って、院長や経営者は詳細に会社や現場のことを知らないのは当たり前なのです。

　中小病院で介護事業も行っている院長を想像してみましょう。週 3 日程度、外来を担当し、午後からは経営会議や銀行等の業者との折衝をし、さらに、夜は医師会の集まりに行っている院長が、どうやって各病棟の状況や各介護事業の現場の状況を知ることができるのでしょうか？

　つまるところ、院長や経営者が現場のことを知ることが難しいから組織には中間管理職が配置されているのです。なぜならば、院長や経営者は、中間管理職からの情報でしか現場の状況を確認することができないからです。従って、「中間管理職がどれだけ有用な情報を上げて、院長や経営者の意思決定や行動に影響を与えることができるか」が、組織運営にとって重要といえます。

　院長が現場のことを知らない、経営者は何も知らないといって批判している中間管理職は、自分が院長や経営者に強い影響を与えることができる立場にいることを認識していないといえます。この誤った認識を持っている中間管理職のモチベーションが高くなることはないでしょう。従って、リハビリテーション部門は「中間管理職こそ組織を変えることができる」ことを、中間管理職に日頃から伝え、中間管理職の役割の意義を理解してもらうことが重要です。

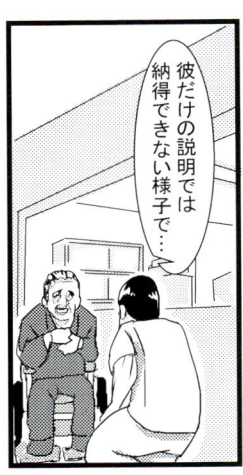

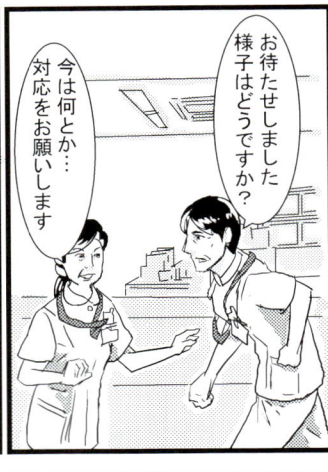

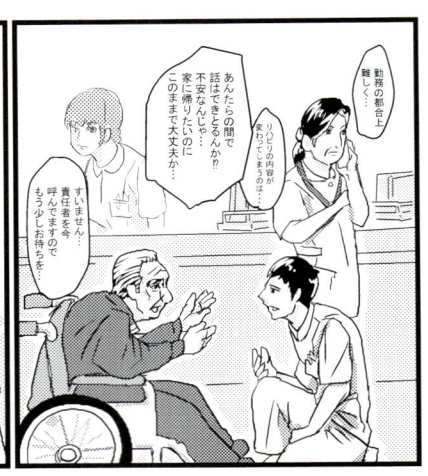

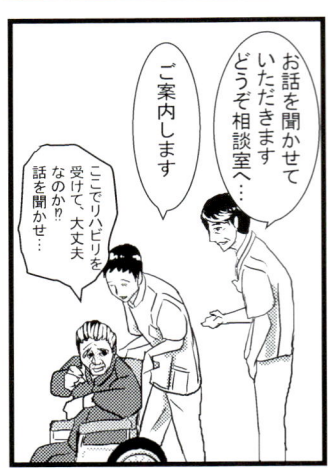

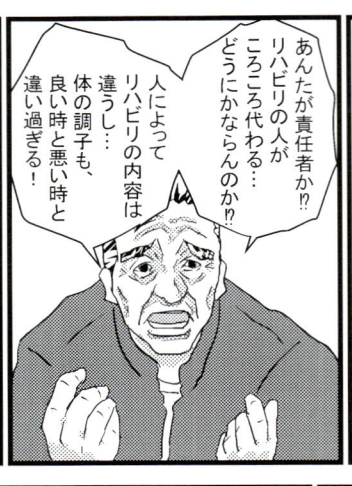

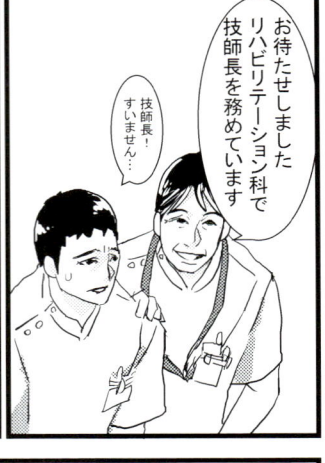

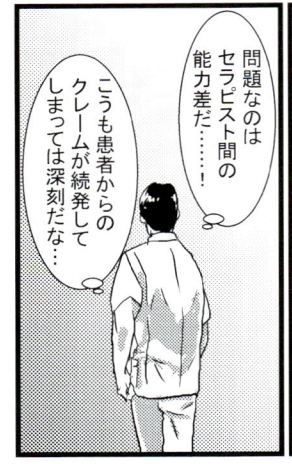

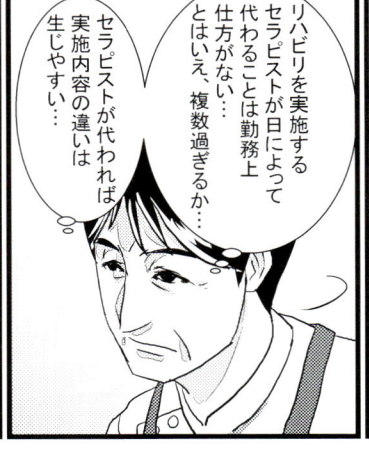

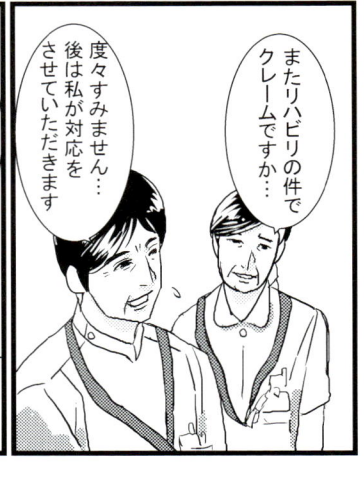

　今や、リハビリテーションは医療・介護分野における主要なサービスの一つとなりました。回復期リハビリテーション病棟を中心に1年間休まずに365日リハビリテーションを提供している病棟も珍しくありません。また、病院から退院後も介護保険を使いリハビリテーションを継続することも可能になっています。

　このようにリハビリテーションは広く国民に提供される、社会にとって重要なサービスとなりましたが、その一方で大きな課題を抱えています。365日リハビリテーションを提供する病棟では週に数回、主担当とは違うセラピストが患者を担当することになります。また、理学療法士、作業療法士、言語聴覚士などさまざまな職種が一人の利用者に関わることになります。また、病院から退院した後の介護保険を用いたリハビリテーションでは病院とは違うセラピストが利用者を担当することになります。つまり、リハビリテーションのサービスの提供量が増えることにより、リハビリテーション技術や考え方が異なる複数のセラピストが利用者を担当する機会も多くなったといえます。そのため、セラピスト間におけるリハビリテーション技術に大きな違いがあることも珍しくなく、利用者からのクレームが多い問題の一つとなっています。

タブー視されているリハビリテーションの技術の標準化

　実はセラピスト業界にはリハビリテーションや治療法に対するさまざまな思想や手技が存在しており、セラピストのリハビリテーション技術に対する標準偏差（バラツキ）は非常に大きい状況です。セラピスト養成校で全国共通のカリキュラムを学習していますが、実習や就職先でさまざまなリハビリテーションの思想や手技に触れることが多く、その結果、セラピストのリハビリテーション技術の標準化は困難なものとなっています。セラピストの技術の標準化が困難な状況はセラピストの技術格差を生じさせます。その結果、現場では漫画の事例のようにセラピストごとに提供する「リハビリテーションの内容に違いがありすぎる」ことについて利用者からクレームを訴えられることや、思想や手技の違うセラピスト間での連携が困難となる事例が続発しています。

　しかし、このような現状があるにもかかわらず、セラピスト業界ではリハビリテーション技術の標準化をタブー視する風潮があります。リハビリテーションに対する思想や手技を否定することで各リハビリテーションの団体や著名なセラピストあるいは職場のセラピストなどからの反発や非難を恐れる管理職の方が多く見受けられます。しかし、そのようなリハビリテーション技術の標準化をタブー視する姿勢が利用者のセラピストの能力格差に対するクレームを生んでいるといえるでしょう。

技術の標準化の手法

　リハビリテーションの現場でセラピストの技術の標準化を図る方法として次のようなものがあります。

　①リハビリテーション部門が目指すリハビリテーション技術の方針の明確化

　②リハビリテーション技術の方針に基づいた評価や治療に関するガイドライン作り

　③各学会などから発表されている診療ガイドラインを参考にする

　④方針やガイドラインに基づいた研修を行う

　⑤研修内容の習熟度を確認するために筆記テストを行う

　⑥抜き打ちの臨床観察を行い方針にのっとりリハビリテーションを行っているかを確認する

　⑦リハビリテーション技術に関するスーパーバイザーを配置し、セラピストからの相談などに対応する

　⑧リハビリテーション技術の習熟度を人事考課に反映する

　「リハビリテーションの技術の標準化を頑張りましょう！」という精神論では、セラピストは何を具体的に標準化するべきか分かりませんので、リハビリテーション技術の標準化は不可能です。①から⑧に示すような可視化された形で明確にリハビリテーション技術を伝えることで標準化が可能となります。

　特に①リハビリテーション技術の方針の明確化は「リハビリテーション技術の標準化」に成功するために必要不可欠です。なぜならば、①を定めなければ②から⑧を行うことができないからです。まずは、全力で①の検討を行うことをお勧めします。

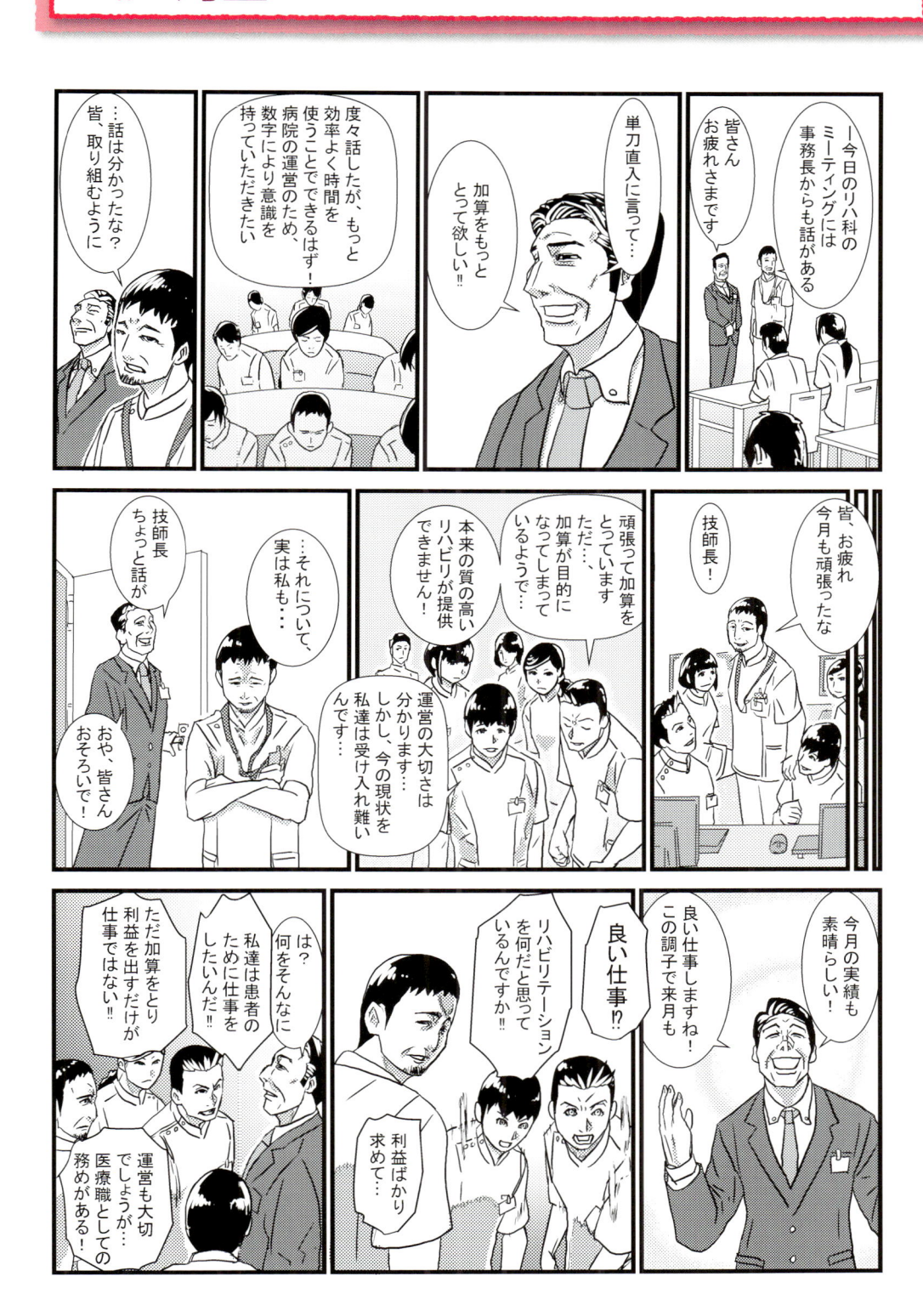

　経営管理室や事務長が機能している医療機関や介護事業所ほど、売り上げの増加に対する取り組みをリハビリテーション部門に強く求める傾向があります。売り上げの増加は組織を永続的に発展させるためには必要なことですが、現実的には漫画の事例のように、売り上げの増加をめぐり、経営層や事務長とリハビリテーション部門における対立が深刻になっている事例が頻発しています。

　原則、診療報酬改定は 2 年に 1 回、介護報酬改定は 3 年に 1 回の頻度で行われます。改定の時期になると、全国各地で改定に関するセミナーが開催されます。セミナーに参加している多くの参加者は、施設基準の内容や加算の算定要件に関して強く関心を持つ人です。施設基準の維持や加算算定による売り上げの増加は経営状態に直結するため、大きな関心事であることは間違いありません。しかし、その関心事をリハビリテーション部門に強く求めると経営部門とリハビリテーション部の対立が発生してしまいます。なぜ、対立が生じるのでしょうか？

診療報酬・介護報酬に一喜一憂する組織は二流である

　経営部門は経営理念という目的を果たすために施設基準や加算という手段が存在することを忘れている傾向があります。施設基準を満たすことや加算を算定することだけが、目的となっている医療機関や介護事業所に共通するのは質の低い人材の雇用、書類だけそろえて監査を乗り切る、人材育成に興味がない、そして、診療報酬・介護報酬改定のたびに 10 円単位の金額に一喜一憂することです。このような医療機関や介護事業所は医療や介護の本質を忘れ、売り上げ確保だけが目的になっている傾向があります。社会保障費が厳しくなる現代において、政府は効果的な医療や介護の提供を事業者に求めています。しかし、経営理念が乏しい医療機関や介護事業所は効果的なサービスの在り方や向かうべき方向性が定まっていないため、漫然と医療や介護のサービスの提供を行い、売り上げ確保にだけ腐心し、現場に対して執拗に売り上げの増加を求めます。しかし、このようなやり方で経営や運営が成功した事例は皆無です。

　誤解を恐れずに言えば、実は診療報酬・介護報酬はどうでもよく、社会に貢献することができる組織を作れば、診療報酬・介護報酬は後からいくらでもついてくるものなのです。医療や介護のあるべき姿を追いかけた結果、施設基準や加算要件を自然と満たせるようになることが理想です。全国には、日頃から質の高いアウトカムを出すことに取り組んでいた結果、診療報酬や介護報酬の加算要件に対応でき、売り上げが自然と上がったリハビリテーション部門はたくさんあります。例えば、筆者の知っているリハビリテーション部門では次のような取り組みを行って成果を出しています。

　在宅復帰率の向上を理念に掲げ、徹底的に ADL の向上を図ることに取り組んでいるリハビリテーション部門があります。そこでは、動作分析、ハンドリング技術、ADL 評価などを徹底的に学ぶ教育システムが構築されており、全国からモチベーションの高い学生が就職してきます。そのため、ADL 回復率や在宅復帰率が高い水準を保っています。2018 年度診療報酬改定

では回復期リハビリテーション病棟の FIM 利得が 37 に設定をされましたが、当該リハビリテーション部門は難なくこれをクリアしています。

　また、利用者のニーズに応じた在宅復帰を熱心に取り組んでいる老人保健施設も大きな成果を挙げています。その老人保健施設は 10 年前より、地域の介護事業所等の連携を図り在宅復帰に力を入れていました。セラピストも 10 人程度所属しており、リハビリテーションにも力を入れています。2018 年度介護報酬改定では老人保健施設が 5 段階に分かれて評価されることになりましたが、この老人保健施設は最高水準である「超強化型」を簡単に算定することができました。これにより年間 4,000 万円の増収になっています。

　本来の医療や介護の目的を忘れ、施設基準や加算要件だけを追いかけると組織のモチベーションは低下し、漫画の事例のように経営部門とリハビリテーション部門の対立が激しくなり、組織は弱体化していきます。前述したように売り上げは組織の発展のために必要なものです。しかし、管理職は部下のセラピストに対して、売り上げの増加のみの指示を出すのではなく、医療や介護のあるべき姿と売り上げの関係を丁寧に説明する必要があります。診療報酬や介護報酬の 10 円単位に一喜一憂するのではなく、自社の理念の実践に邁進することができる組織作りに徹することが、結果、売り上げの増加と経営的な安定をもたらすことを忘れてはいけません。

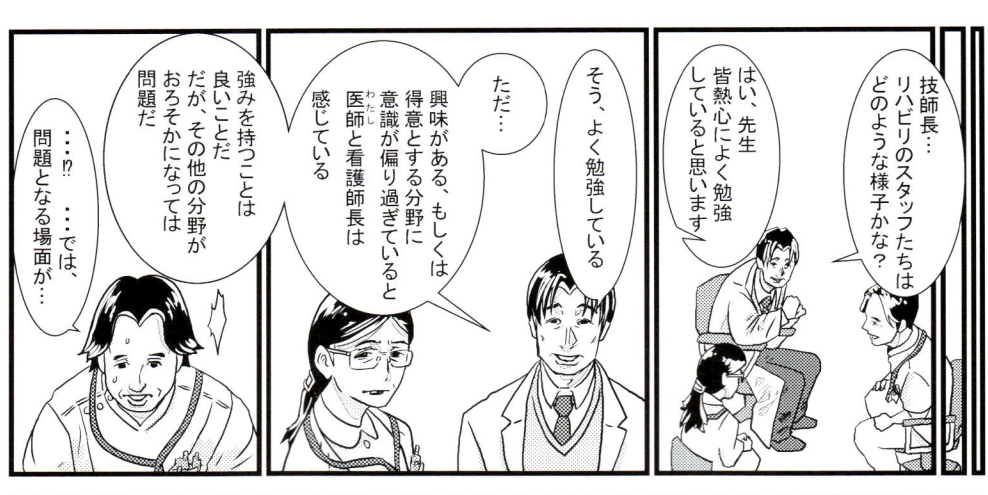

技師長…
リハビリのスタッフたちは
どのような様子かな？

はい、先生
皆熱心によく勉強
していると思います

そう、よく勉強している

ただ…

興味がある、もしくは
得意とする分野に
意識が偏り過ぎていると
医師と看護師長は
感じている

強みを持つことは
良いことだ
だが、その他の分野が
おろそかになっては
問題だ

…!?　…では、
問題となる場面が…

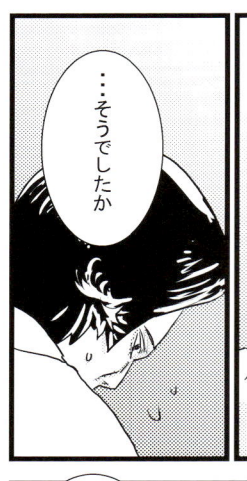

…そうでしたか

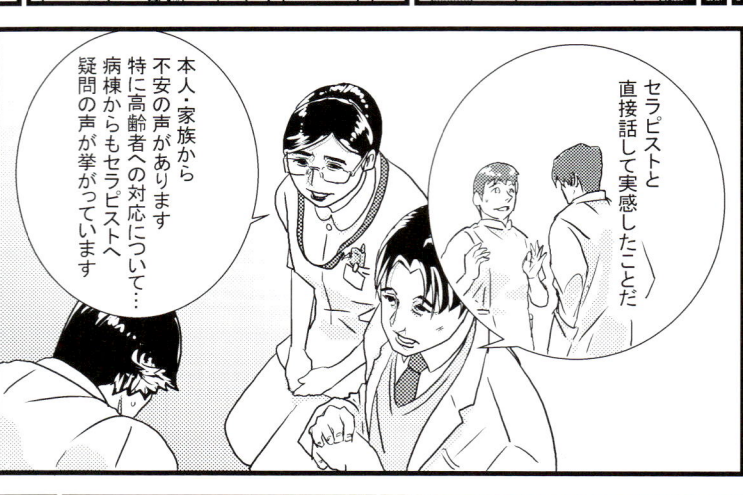

セラピストと
直接話して実感したことだ

本人・家族から
不安の声があります
特に高齢者への対応について…
病棟からもセラピストへ
疑問の声が挙がっています

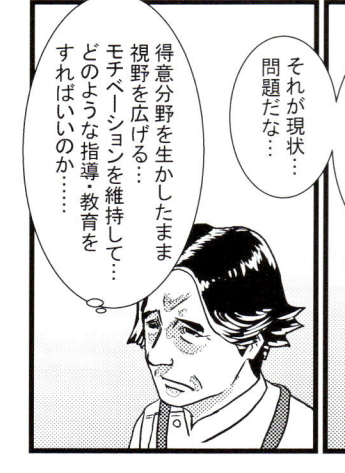

得意分野を生かしたまま
視野を広げる…
モチベーションを維持して…
どのような指導・教育を
すればいいのか……

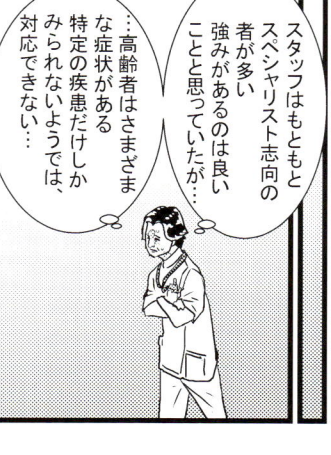

それが現状…
問題だな…

…高齢者はさまざま
な症状がある
特定の疾患だけしか
みられないようでは、
対応できない…

スタッフはもともと
スペシャリスト志向の
者が多い
強みがあるのは良い
ことと思っていたが…

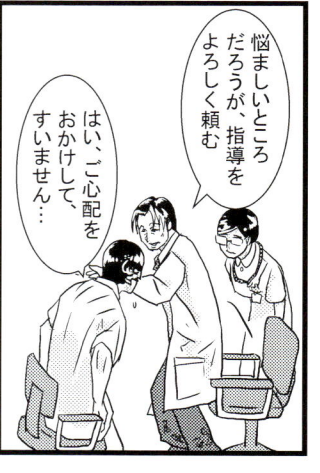

悩ましいところ
だろうが、指導を
よろしく頼む

はい、ご心配を
おかけして、
すいません…

　セラピストが持つ価値観の一つに「一つの技術を極めたい」というスペシャリスト志向があります。例えば、理学療法士であれば脳血管疾患の歩行のリハビリテーションを極めたい、作業療法士であれば、上肢機能に特化したセラピストになりたい、言語聴覚士であれば、摂食嚥下訓練を極めたいという価値観を持つことは珍しくありません。スペシャリスト志向の価値観は、リハビリテーション専門職として知識や技術を高める意欲の源泉になることから、その価値観を持つこと自体は大変素晴らしいことです。しかし、リハビリテーションを取り巻く環境の変化により、スペシャリスト志向が強すぎるセラピストがリハビリテーション部門にとって大きな課題となりつつあります。

高齢者の特徴

　現代におけるリハビリテーションサービスの対象者のほとんどが高齢者となっています。団塊の世代が後期高齢者になる 2025 年から団塊の世代ジュニアが後期高齢者になる 2050 年までの間、日本には後期高齢者が 3,000 万人〜4,000 万人いることになり、高齢者に対するリハビリテーションの需要は急増すると考えられます。従って、高齢者の医療や生活におけるニーズに対応することが、リハビリテーションサービスの大命題となります。それでは高齢者の医療や生活のニーズはどのようなものになるでしょうか？　高齢者には次に示すような老年症候群という特徴的な病態や症状が認められます[34]。

[前期老年者で増加]

　認知症、脱水、まひ、骨関節変形、視力低下、発熱、関節痛、腰痛、喀痰、咳嗽、喘鳴、食欲不振、浮腫、痩せ、しびれ、言語障害、悪心嘔吐、便秘、呼吸困難、体重減少

[後期老年者で増加]

　ADL 低下、骨粗鬆症、椎体骨折、嚥下困難、尿失禁、頻尿、せん妄、鬱、褥瘡
　難聴、貧血、低栄養、出血傾向、胸痛、不整脈

　また、高齢者は日常生活において次に示すような日常生活上のニーズを持っています[35]。

外出支援（移送・付き添いを含む）

交流（仲間づくり・就労）

日常的家事（掃除・洗濯・布団干し・食事・ごみ捨て）

見守り的支援（情報交換・不安解消・早期発見・早期対処・危機管理）

　リハビリテーションとは利用者がその人らしく生きていくことを支援し、利用者の「全人間的な復権」を目指すものですので、高齢者の医療や生活のニーズ全般へのアプローチが必要となります。もちろん、セラピストが高齢者の全ての医療や生活のニーズを満たすことは困難ですので、医師、看護師、介護職、介護支援専門員などと連携することが重要です。

　しかし、スペシャリスト志向が強いセラピストは特定の分野だけにしかアプローチをしない傾向があることから、高齢者の医療や生活におけるニーズのアプローチも少なく、また、多職種と連携することも少ないのが実情です。漫画の事例のように、医師や看護師などのセラピスト以外の職種からセラピストのスペシャリスト志向が問題視されることが少なくありません。これは、他職種がセラピストに求めていることにセラピストが取り組んでいないことに起因しています。従って、リハビリテーション部門ではセラピストのジェネラリスト志向の価値観を醸成し、幅広い医療対応や生活上のニーズに対応し、さらに多職種連携ができる体制を整える必要があります。

　リハビリテーション部門のマネジメントにおいては、次のような対策が有効です。

　①ジェネラリスト志向を持っていることを採用基準の一つとする

　②入職後にジェネラリスト向けの教育・研修を行っていく

　③慢性期医療や介護保険分野での仕事を経験するための人事異動を行う

　筆者の知っているケアミックス型の医療法人のリハビリテーション部門では、「質の高いジェネラリストを目指す」ということをスローガンに運営をしています。そこではこれら 3 点の対策を実行し、高齢者リハビリテーションの質の高さでは高い評判を地域から得ています。スペシャリスト志向だけでは、特に高齢者リハビリテーションの対応は困難となります。高齢者が増えていくこれからの時代ではジェネラリストの重要性はますます高まるでしょう。

参考文献

34）東京都医師会　ホームページ

　　https://www.tokyo.med.or.jp/docs/chiiki_care_guidebook/035_072_chapter02.pdf

　　（2018 年 4 月 24 日閲覧）

35）厚生労働省社会・援護局地域福祉課　地域福祉推進市町村連絡会議（平成 21 年 4 月 24 日）資料．2009．p9

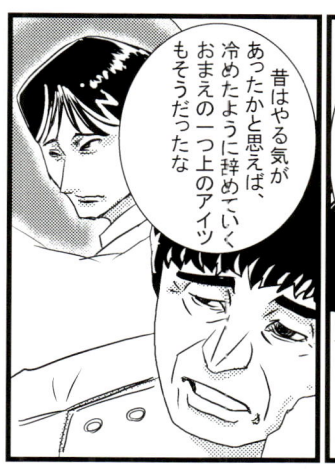

昔はやる気が
あったかと思えば、
冷めたように辞めていく
おまえの一つ上のアイツ
もそうだったな

やる気を感じないだろう
近年はそんなのばかりだ
気概を持った人材が来ない

おまえの前に面談を
受けてた今年の新人…
どう思う？

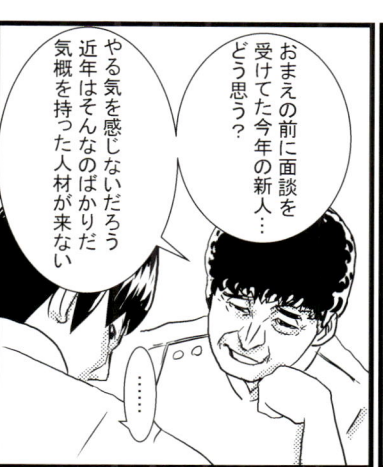

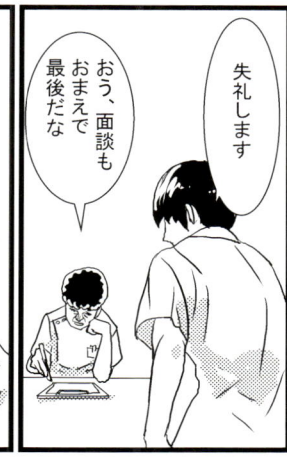

失礼します

おう、面談も
おまえで
最後だな

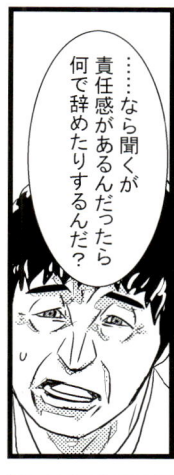

……なら聞くが
責任感があるんだったら
何で辞めたりするんだ？

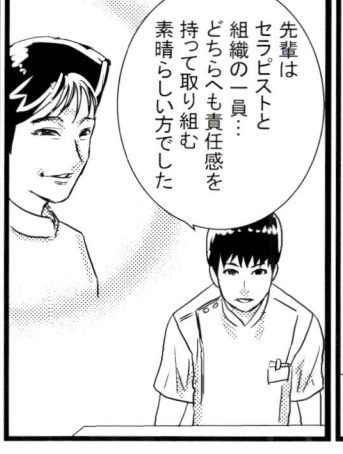

先輩は
セラピストと
組織の一員…
どちらへも責任感を
持って取り組む
素晴らしい方でした

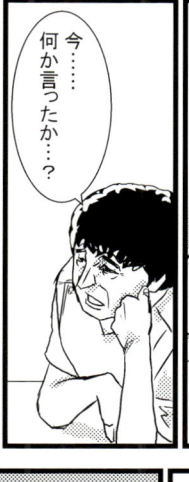

今……
何か言ったか…？

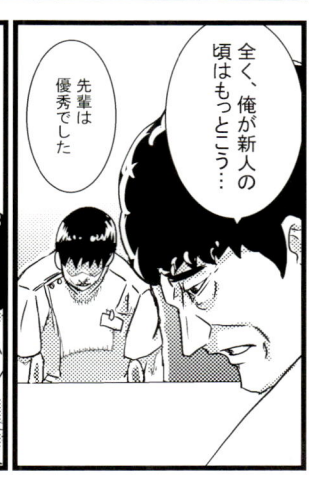

全く、俺が新人の
頃はもっとこう…

先輩は
優秀でした

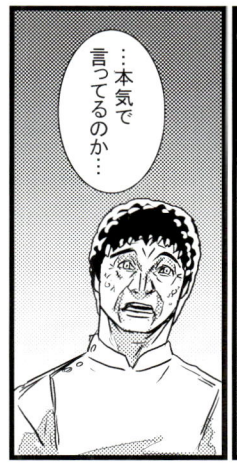

…本気で
言ってるのか…

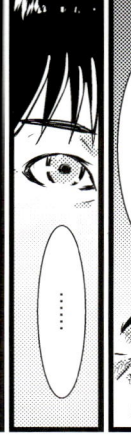

⁉

これは面談だぞ‼
冗談はいい加減に…

……

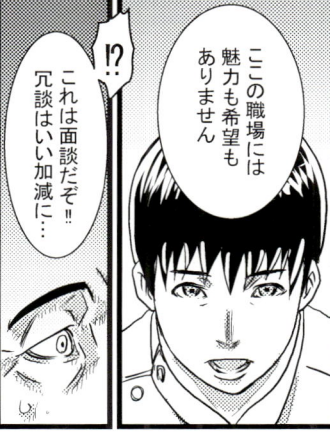

ここの職場には
魅力も希望も
ありません

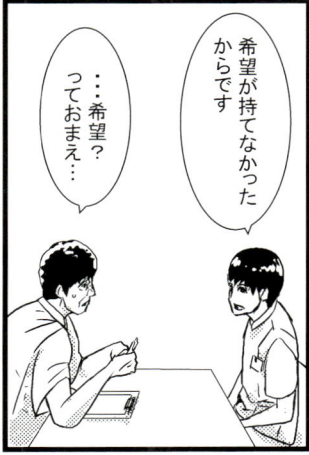

希望が持てなかった
からです

…希望？
っておまえ…

　リハビリテーション部門における最大の経営資源は、間違いなくセラピストです。「人」という経営資源は、お金や物と違い、価値の変化が大きいものであり、その価値の行方を決めるのもマネジメント次第です。人間はロボットと違い感情を持つ動物です。ロボットであれば、してほしい行動パターンのプログラムをインストールすれば、プログラム通りに動いてくれますが、人間はそういうわけにはいきません。仕事に対して悪い感情を持てば、著しくモチベーションが低下し、仕事へのやる気をなくし、最終的には退職を決断するでしょう。漫画の事例では、セラピストがやる気を失い、そして職場に希望を見いだせなくなってしまい最終的に退職を決断する模様が描かれています。このような事態を起こさないためにはどのような視点が必要でしょうか？

リハビリテーション部門はキャリア・マネジメントをしているか？

　ほとんどのリハビリテーション部門では、セラピストの仕事に対する価値観の醸成、職場の利害関係の期待に応える方法、人生の転機を乗り越える方法などについて教育や支援を行うキャリア・マネジメントを行っていません。キャリア・マネジメントを実践できればセラピストは「主体的に自分で選択した仕事や人生において、利害関係者の期待に応え、さらにさまざまな人生の転機を乗り越える」ことができるようになり、ひいては企業業績にも寄与することができる人材になります。人の成長を促すキャリア・マネジメントを行わないと、セラピストが活き活きと組織で働くことができないため、企業の業績が低下するのは当然といえるでしょう。

キャリア・マネジメントの具体的な取り組み [36]

1）採用時にセラピストや学生の価値観と自社の理念や事業内容のすり合わせをする

　採用時に学生やセラピストの仕事に対する価値観と自社の理念や事業内容の適応を考え、採用の可否を判断します。例えば、採用面接時に求職者の学生が「自分の夢であるスポーツ領域で仕事をしていきたい」という気持ちを話したとしましょう。しかし、その医療機関にはスポーツ選手の症例は全くなく、今後もスポーツ傷害に関する診療をする予定がない場合は、この学生の採用は見送ることが賢明です。なぜならば、本人の価値観を満たすことができない場合、その人の仕事における生産性を上げることは困難だからです。

　セラピストが不足している医療機関や介護事業所では、人材不足の解消を最優先し、求職者の仕事に対する価値観と自社の業務内容の適応を全く気にせずに採用する傾向が強く、また、求職者の勤務時間、休みの日などの福利厚生に関する要求をそのまま受け入れることが見受けられます。このような状況では、セラピストの「わがまま」がまかり通る職場となり、セラピスト間に不平等が生じ、セラピストのモチベーションが低下していきます。

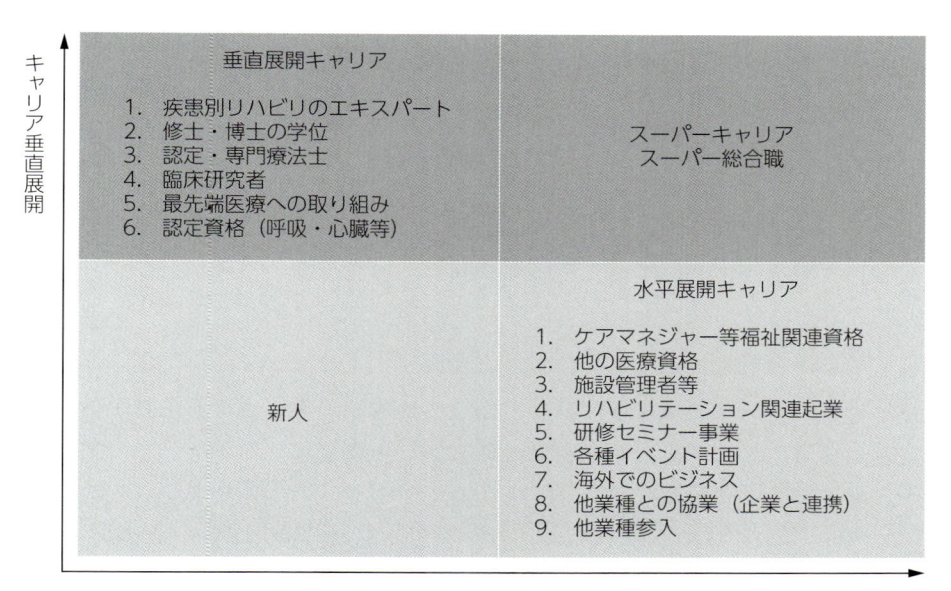

図 17　キャリアの垂直展開・水平展開

2) 新人セラピストが専門性を学べるシステムを構築する

　セラピストが社会に貢献していくためには、セラピストとしての専門性の確立は重要です。セラピストが将来的に既存業務以外のさまざまな分野で働いていくにしても、セラピストの専門性がアドバンテージとなる働き方をすべきでしょう。特に、キャリア・マネジメントにおいては、セラピストとしての仕事内容が変化しても、その専門性が大きな「エンプロイアビリィティー」となることを目指します。エンプロイアビリティーとは「雇用されるに値する能力を指し、継続して雇用されるための能力も含む概念」です。

　例えば、理学療法士が将来、地域連携室で働く場合、理学療法の高い専門性に基づき、患者の病態、日常生活活動、予後予測、住環境について理解できていれば、連携業務の質は飛躍的に向上します。

　加えて、新人の段階と中堅〜ベテランの段階の 2 段階に分けた教育システムを構築することで、セラピストのエンプロイアビリティーをさらに高めやすくなります。新人のうちはセラピストとしてのスペシャリストを向上させるキャリアの垂直展開を行い、経験年数の増加とともに、さまざまなリハビリテーション関連領域の仕事を経験するキャリアの水平展開を行い、ジェネラリストを目指すというものです（**図 17**）。この教育システムはセラピストの専門性を多領域にも活用できるエンプロイアビリティーを高めることができるでしょう。

3) 定期的にセラピストの仕事に対する価値観を確認し、人材育成や人事異動に活用する

　セラピストとして数年間勤務すると、仕事に対する価値観が変化してきます。一般的には「臨床家として取り組みたい領域が明確になってきた」「地域連携に関する仕事がしたい」「研究へ

の興味がわいてきた」「訪問リハビリテーションがしたい」「組織をまとめることにやりがいがある」などの気持ちの変化が見られることが多いようです。このようなセラピストの仕事に対する価値観の変化を管理職が感じ取ることができれば、人事異動などを通じて組織力強化にも役立てることができます。

　しかし、多くの医療機関や介護事業所では、セラピストの仕事に対する価値観を確認することは皆無です。人事面談においては、日頃の業務における反省や目標などが話し合われるのみで、仕事に対する価値観を確認することは全く行われていないのが現状です。キャリア・マネジメントにおける人事面談では、仕事に対する価値観により重きを置いた面談を行うことが重要です。さらに、定期的な面談だけでなく、自身の目標や将来の夢などを語るようなイベントを設けることも必要です。そうした情報は、将来的な人事異動や昇進のための貴重な参考材料となります。

参考文献

36）大町かおり，高木綾一．リハビリテーション職のキャリア・デザイン．シービーアール．2017．pp92-102

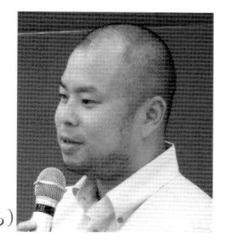

高木綾一(たかぎ りょういち)

株式会社 Work Shift 代表取締役
関西医療大学保健医療学部　理学療法学科　助教
国家資格キャリアコンサルタント
リハビリテーション部門コンサルタント
修士（学術）、他

理学療法士として地域リハビリテーションに携わりな
がら、病院・介護施設・介護事業所のマネジメントを
経験。臨床、教育、研究、管理を組み合わせるマネジ
メント手法により、セラピストの人材育成や組織のブ
ランディングに関して専門的に取り組む。2014 年に株
式会社 Work Shift を設立後は、全国の医療・介護事業
所のコンサルティングのほか、ヘルスケアビジネス支
援、創業支援、キャリア・デザインやマネジメントに
関するセミナー講師としても活躍中。平成 30 年時点
で、現役 17 年目。起業歴は 4 年目。

福山真樹（ふくやま まさき）

医療法人養和会養和病院
リハビリテーション課　理学療法士

理学療法士として病院・施設に勤めながら、地域の障
害児・者の交流クラブや障害者スポーツへ参加する
等、人々との交流を大切にしている。また、臨床の知
識や交流の経験を生かしたイラストを手掛ける等、イ
ラストレーターとしても活動中。理学療法士だからこ
そ描けるイラストを、医療関係職種を中心に提供して
いる。臨床の現実的な描写だけでなく、多彩な表現力
で見る人を惹きつける作品は、書籍の挿絵・学会ホー
ムページ・講演用素材・福祉機器の紹介等、さまざま
な用途で用いられている。平成 30 年時点で、現役 13
年目。イラストレーターの活動は 3 年目。

リハビリテーション職種のマネジメント

2018 年 9 月 10 日　第 1 版第 1 刷
2019 年 8 月 10 日　第 1 版第 2 刷 ©

著　　　者　高木　綾一
漫　　　画　福山　真樹
発 行 人　小林　俊二
発 行 所　株式会社シービーアール
　　　　　　東京都文京区本郷 3-32-6　〒 113-0033
　　　　　　☎(03)5840-7561　(代) Fax(03)3816-5630
　　　　　　E-mail／sales-info@cbr-pub.com
　　　　　　ISBN 978-4-908083-37-2　C3047
　　　　　　定価は裏表紙に表示
印 刷 製 本　三報社印刷株式会社
　　　　　　© Ryoichi Takagi 2018